すごい和食

小泉武夫
Koizumi Takeo

ベスト新書
350

「すごい和食」――目次

第1章　和食はこんなにすごい！　11

第2章　和食が持つ魔法の力　33

構成——中川和子

第1章

和食はこんなにすごい！

■ 東北には日本の食生活の原点がある

二〇一一年三月一一日の大震災は東日本、とりわけ岩手県、宮城県、福島県に甚大な被害をもたらした。中でも福島県に至っては、震災の被害だけではなく、原子力発電所の事故によって、放射性物質の被害まで降りかかることになり、福島県出身の私としては、痛恨なつらい日々を送っている。

さらに、私が危惧しているのは、あの大災害によって、東北の伝統的な食文化が崩れ去ってしまうのではないかということである。

少し前の東北地方を見ると、山に囲まれ、そこからは清涼な水が湧き出して川となり、その水で米が作られ、あぜ道では大豆がたわわに実っていた。たとえていうなら、田んぼがご飯であぜ道が味噌汁といった、日本人の食の原風景がそこにはあった。家には炉端があり、台所があり、部屋の中心には囲炉裏があって、上から自在鉤《じざいかぎ》が下がり、鍋がかかっていて、そこでグツグツ煮た温かい汁物を、囲炉裏を囲みながら家族みんなで食べる……。

こういった風景に象徴されるような日本の食生活や食文化を支えてきた原点、それが東北地方にあったのだ。だから、東北の食を見れば、日本人がずっと食べてきた和食の世界が隅々まで展開されていたのだ。

とにかく、米も大豆も漬物も、和食で使う食材はほとんど自給自足していて、自給率一〇〇パーセントを優に超すという、今の三九パーセントと比較すると驚異的な状態が長く続いていたのである。

ところが、食料自給率の低下とともに、東北の食の原風景もどんどん稀薄になってきた。

その原因のひとつは、生活の欧米化にともない、日本人が日本人として大切にすべき食生活や食習慣、食の環境を大きく変えたことにあり、民族の食というものを急激に軽んじてきたからである。これは東北に限ったことではなく、日本全体の風潮としてはびこってきたことである。

その詳細はあとの章で述べるとして、ここではまず、和食の持つ素晴らしい特性と、そこに存在する驚異の底力について紹介しよう。

■日本人は「粒食」、ヨーロッパ人は「粉食」

丼にホカホカの炊きたてご飯をよそい、そこに醤油をかけてかきまぜた納豆をドロリとぶっかけ、ずっしりした丼を左手に持ち、箸を右手に持ってズルズルとかっ込む……。

これは、つくづく日本に生まれてよかった、と思う至福の瞬間であろう。この「納豆ぶっかけ飯《めし》」は、和食の特徴を持つ代表的な食材のコンビネーションであることを、ここではまず述べておきたい。

米や小麦粉などの穀類をそのままのかたちで煮炊きし、それを食べることを「粒食《つぶしょく》」という。これに対して、穀類を挽いて、粉にしてから調理して食べるのを「粉食《こなしょく》」という。主食である米をそのまま炊いて粒のまま食べる日本人は「粒食」民族、小麦を粉にしてから焼いてパンにして食べる民族は「粉食」民族である。「納豆ぶっかけ丼」は、粒食民族の主食である米に、やはり粒食の副食物である納豆をかけて食べるのだから、究極の粒食食事法で、何らの抵抗もなく、理にかなった食感が味わえるわけである。また、民族の酒、日本酒や焼酎も、味噌や醤油をつくるときに使う麹《こうじ》も、ひと粒ひと粒に麹カビの生えた「粒麹《つぶこうじ》」であるのに対し、韓国や中国そして他のアジアの国々でつくられている麹はすべて粉をかためてつくる「餅麹《もちこうじ》」である。

■アジアの食文化事情

韓国は米も食べるし、中国の南部、雲南省のほうでも米が食される。だから、一部は粒食ともいえるのであるが、民族的には粉食なのである。

それはなぜかというと、韓国の酒、マッコリは「粉麹」でつくり、中国でも、酒をつくるとき団子状の「餅麹」というのを使うからである。

また中国には饅頭《マントウ》があるが、あれは小麦を挽いてから水を加えて練るわけだから粉食である。それから麺だが、これも穀物を粉にしてから練って、それを長く延ばすものであるから粉食で、典型的なのはビーフンで、米まで粉にしてつくる。そういう意味で中国や韓国は基本的には粉食民族といえるのである。

一方で東南アジアは、粒食と粉食が混じり合った粒粉混同民族である。

東南アジアの母なる川はメコン川だが、その流域には肥沃な土を水田にした、豊かな稲作デルタ文化がある。そのメコン川は中国から流れてきて、食の文化も川の上流から下流に向かって伝わってきた。メコン川も中国の雲南省を通ってきたので、東南アジアには稲作が伝播したけれども、中国では雲南省から北は米ではなく、ほとんど麦をつくっている。そのため東南アジアにも麺があったり饅頭があったりするわけである。

このように、東南アジアは中国の食文化も伝わってきた結果、粒粉混同民族になったのである。

たとえば、ベトナムを見てみよう。最もポピュラーなのが、フォーであろう。これは、米粉からつくった、平打ちの麺である。また、さらに西をみると、インドの主食であるナンというパンも、小麦粉を伸ばして切って、かまどにペタペタ貼って焼いたもので、アフガニスタンやパキスタン、イラク、イラン、トルコを見ても、みんな粉食である。

■日本人が「粒食」になったわけ

それに対して、完全な粒食文化を持つ民族は日本人だけである。どうして日本人が粒食になったのだろうか。

それは、水に恵まれ、山の裾野から海岸近くに至るまで水田があるからである。水が豊かなところには水田ができ稲作が起こり、それで、米をつくって食べることができるからだ。

もともと日本には「陸稲《おかぼ》」といって、非常に原始的な陸生米《りくせいまい》があった。それを取ってきて水の多い「ぬた場」に植えて、そのうち美味しいところだけを自然に選択し、現在のジャポニカ米になった。一方で東南アジアや韓国、中国は、日本の米とは違ってインディカ米である。ジャポニカ米とは違ってワイルドライスなので、どちらかといえばパサパサしている。ところがジャポニカ米は粘り気があるので、おむすびにもできるし、お鮨《すし》にもできる。

そういう歴史をたどりながら、日本人は粒食文化の中で独自の食文化をつくり出してきた。それが証拠に、日本には昔はフライパンなんていう調理器具はなく、せいぜい焙《ほう》烙《ろく》ぐらいであった。昭和の初期ぐらいになってやっと、裕福でハイカラなお宅にフライパンが置かれるようになったが、一般の家庭にはあまり必要でなかったのだ。なぜなら、日本人は「焼く」民族ではなく「煮る」民族だからで、日本の台所に必要なのは煮るための鍋や釜なのである。和食では焼いたり炒めたりすることがほとんどないので、フライパンは要らなかったということだ。

こうして台所の調理用具ひとつ取ってみても、それぞれの国の食文化の違いが見てとれるのである。

■和食文化の原点はここにあり

たくわん、梅干し、野沢菜漬。漬物に欠かせないのが、塩である。また、毎日の食卓に登場する味噌や醤油をつくるときも、魚を保存するときも塩が必要である。夏にはスイカに塩をかけて食べる。おむすびを結ぶとき手に粗塩をまぶしてギュッと握る。

塩は、どんな民族にとっても大切なものであるが、とりわけ和食を食べる日本人にとって米とともに欠くことのできないものである。もし塩がなかったら、日本の食文化は成立することはなかった。幸いにして日本は、周囲を海に囲まれている海洋国であるから、塩がとても採れやすい地理的条件に恵まれてきた。

海だけではない。火山国である日本は、内陸部にも塩分が高いところがあちこちにある。たとえば福島県に「熱塩《あつしお》」という有名な温泉場があるが、東北地方ではここで今も塩を採っている。会津盆地の北端にあるので海からいちばん離れている内陸部であるのに、塩が採れているのである。このように日本は海からも山からも塩が採れて、それが豊かな食文化の形成に大いに役立ってきたのだ。日本は資源に恵まれていないというが、それは食文化については当てはまらないのである。

■山紫水明の日本

日本は誠にもって地理的に恵まれている国である。北は北海道から南は九州まで、日本列島どこの地域をみてもその真ん中を山脈が貫いているのだ。北海道も然《しか》り、四国も九州もだ。東北なら青森から福島まで奥羽山脈が、福島から栃木、茨城と阿武隈高地が通っている。長野のほうに行けば日本アルプスがあるし、西のほうに行けば中国山脈がある。となると、太平洋側から日本海側に行くためには、必ず山を越さないといけない。それで「山陽」と「山陰」なんていう言葉があるぐらいで、とにかく山が多い国である。そのおかげで「水」の量と質は他国に比類することができないほど素晴らしいのである。

その上日本は、温帯湿潤の亜熱帯気候のため、雨が実によく降る国だ。年間の平均降水量をみると、一八〇〇ミリから二〇〇〇ミリ以上に達し、八〇〇ミリから九〇〇ミリの地中海性気候に比べると、二倍以上になるというのだから、そのすごさがわかる。台風が上陸するとなると、一度に何百ミリも降ることがあり、ヨーロッパで一年間に降る雨がたったの数日で降ってしまうこともあるのだ。

では、その降った水はどこへ行くのだろう？　土にしみ込んでいった雨水は、杉、松、クヌギ、ブナなどの木々を養いながら、長い長い時間をかけて、少しずつ少しずつ土や岩盤の中に浸透し、そして再びじっくりじわじわと地下から湧き出るのが、日本の水である。その長い間に濾過《ろか》され、地上に湧き出てきたときには岩盤から得た豊富なミネラルを含んで日本の水は世界に類を見ない美味しい水になっているのである。

日本の水は、雨が降ってから地下に浸透し、八〇年ぐらい経って初めて、地表に湧き出してくるという。

実際に、私は世界中の国々を訪ね、水や食物を研究してきたが、日本ほど水が美味しい国は他になかった。殺菌も消毒もしないで、自然から湧き出た水をそのままガブガブ飲めるなどというのは日本だけなのだから、その幸せを日本人はもっと大切にすべきなのである。

■「水食い」の民族

美味しい水に恵まれた日本だからこそ、水を清浄なものの象徴とし、その水の特性を知り尽くして、日本人は独自の水文化を育んできた。そんななかで水に対するさまざまな表現や言葉がつくられてきた。

「水心《みずごころ》」「水くさい」「水入らず」「誘い水」「水かけ論」「水を差す」「水明り」「びっくり水」などで、こういった言葉はとても外国語には翻訳できないだろう。「水心」といっても水に心があるわけじゃないし、「水いらず」といっても水が不要なわけではないのである。

これほど水にまつわる表現が多いことをみても、日本人がその歴史の中で、水とのつながりをいかにを大切にしてきたかがわかる。

また、日本人は水を実によく「食べて」いる。たとえば、主食である米を一〇〇グラム炊くとしよう。すると、一六〇グラムぐらいのご飯ができあがる。増えた分は水だ。もともと堅い米に水を吸着させて柔らかくして食べているわけである。

味噌汁も、飲む大半の部分は水だし、おかずの煮物もまた水を含ませて煮込む。こう考えてみると、日本人は「水食い」の民族でもあるのだ。

それはやはり、水の質がいいからである。どんなにいい米を使っても、良くない水で炊いてみたらどうなるか。美味しくなるはずはないし、日本酒もそうである。日本酒を仕込む原料水の中に鉄分がわずか〇・〇二ｐｐｍ含まれていても、鉄さびが発生して、日本酒が赤く濁ってしまう。〇・〇二ｐｐｍとは、いったいどれくらいの量なのかというと、一ｐｐｍというのは百万分の一を示す単位であるから、〇・〇二ｐｐｍは五〇〇〇万分の一だ。たとえるなら、新幹線の東京から大阪の線路の上に、ゴルフボール一個をのせた幅だと想像してもらえばいいかもしれない。それほどまで、純粋できれいな水でないと日本酒はつくれないのである。日本の酒どころはすなわち、そのような水がある名水地でもあるのだ。この美しい水のおかげで、水田の米も潤い、米食文化を支えているのである。

日本人にとって、水ほど素晴らしい食材はほかにないと思うのだが、いかがだろうか。

■ガソリンよりも水が高い!?

ある夏の日のこと、前日の酒が抜けきらない私は、歩いて駅への道すがら、ガソリンスタンドの横にあった自動販売機で水のペットボトルを買った。一五〇円入れると、ガッタンゴトンと音がしてペットボトル入りの冷えた水が出てきた。キャップを開けてゴクゴクと一気に飲むと、のどから食道に冷たさが一気に流れ込む。飲み終えると、気分も少しスッキリしてきた。気を取り直して駅へ歩きだそうとした時、「レギュラー一リットル一四三円」という電光掲示板が目についた。

「あれ、ガソリンと水が同じ値段?」と思ったが、そうではなかったのだ。私が買ったペットボトルには水が五〇〇ミリリットルしか入っていなかった。そう考えると、水はガソリンの倍もの値段になっているのだ!

ガソリンの原料は原油で、遠くの国から船で運ばれてくるので当然、輸送費がかかっている。もちろん、原油のままでは使えないから、さまざまな精油処理がほどこされていて、その費用も決して安くはないだろう。

一方、買った水は輸入品でもなく、地下からくみ上げた水を濾過してペットボトルに詰めたもの。ほかの清涼飲料水のように果汁や糖類を加える必要もない。それほど製造コストがかかるとは思えないのに、なぜガソリンよりも高いのだろう？

日本には昔から豊富な水があり、世界有数の美味しい水があったはずなのに、いつから高いお金を出して水を買う民族になってしまったのか？　複雑な思いを抱えながら、私は駅への道を急いだ。

■水を取り巻く環境の変化

かつては美味しかった日本の水が、どうして高いお金を出して買わなければならないほどに落ちぶれてしまったのだろうか？

思い返せば昭和四〇年代の高度成長時代、日本中の川や湖の水質が悪化して、都会の川は悪臭がひどくなったり、大量の魚が死んで浮かんでいるなどという恐ろしいニュースが連日報道されていた。

その原因のひとつとして、工場や家庭の汚水を平気で川に垂れ流したことがあげられた。確かに昔から汚水を川に流していたことはあるが、高度成長にともなって、その量はそれまでの何倍にも増えてしまい、川の自浄能力をはるかに超えてしまったのである。

さらにやたらと地域開発をしたために、自然のバランスが崩れてしまった。宅地造成にゴルフ場建設など、山林を伐採したことで、充分に土に浸透できない水が川に流れ込んでくるようになったのである。産業廃棄物やゴミ、ゴミの焼却灰などの埋め立て、農薬や化学肥料の過剰使用などによって、ますます土壌が汚染されてしまったことも大きな理由のひとつである。

ほかにも、企業が工業用水として地下水をどんどんくみ上げた結果、水脈が消えたり、水源が枯れてしまったこともいい水が出なくなってしまったことの原因のひとつになった。

こうした水を取り巻く環境の変化によって、日本の水はもはや美味しいとはいえず、また水量も減ったので、心ならずもガソリンより高い水を買わなければならないことになってしまったのだ。

美味しい水があったからこそ、美味しい米も酒も料理もでき、和食の素晴らしさが味わえた。それゆえに、日本の食文化の崩壊の最初は、もしかしたら「水」から始まったのかもしれない。

■「五感」で味わう和食

視覚、嗅覚、味覚、聴覚、触覚。この五つの感覚を「五感」というが、和食の真髄はこの「五感」に宿る素晴らしい食文化であると思う。

和食は彩りが美しく、盛りつけや器にも工夫をこらし、会席料理では空間を大切にするので、決して山盛りにはしない。だから、まず、見た時に「美しい」と感じる料理である。この伝統は茶道と一緒に発達した和菓子にも浸透しており、見た目にも繊細で季節感を取り入れた美しい菓子がたくさんあり、目を楽しませてくれる。

次に、鼻腔をくすぐる香りだ。これをとても大切にしており、季節の野菜の香り、山菜の香り。そして、味噌汁や醤油、漬物、そして初夏の香魚《あゆ》、秋の新米などの香り。また一年中、いい香りを運んでくれるのは鰹節の出汁《だし》。和食は何でもいい香りがする。

さて、目と鼻で楽しんだ後は、いよいよ口でその美味しさを味わう至福の時が訪れる。日本人の味覚は独特で、美味しさを感じる味覚のセンサーと、噛むことでそのテクスチャー（感触）を楽しむ歯ごたえを重視している。口当たり、舌ざわり、歯応えといったこのテクスチャーを大切な美味の要素とする日本人は、味覚が一番鋭いのではないかと思う。どんなに好きな刺身でも、食べたらベシャッとなってしまうものでは話にならず、食べたらコリコリ・シコシコして、噛んでいくうちにうま味や甘みが出てくる。これが大切なのである。蕎麦《そば》やうどんの麺類だって、コシがないと美味しくない。

次にくるのは、聴覚。コリコリ、パリパリ、カリッ、ズズズッ……。噛んだ時の音や、蕎麦をすする時の音は、美味しさに大いに影響するものである。蕎麦を音を立てないでモソモソ食べても、あまり美味しいとは感じられず、和食を「味わう」のに、音も大切な要素なのである。

そして最後に、触覚だが、これは手の感覚である。日本人は両手を使って大切にものを食べる。片手に茶碗を持ち、片手に箸を持つ。それだけでも料理のうま味を感じるのである。またおむすびは手で食べるもの。お皿の上に置いて箸で食べてみても美味しくない。寿司もそうである。手で口に運んで食べると、それが実に爽快で粋というものだ。

このように、和食には「五感」がある。日本人は粗食だといわれるが、それはまったく当たらない。旬の美味しくて安くて栄養のあるものを食べて、季節感のある食生活を送ってきた。これは決して粗食でなく、とても質と品位の高い食事である。いま海外諸国で「最もヘルシー」で、「とても美味しい」といわれ、人気の高い和食だが、それをつくりだしたわれわれ日本人が和食離れして、つくらず・食べずになっている状況はなんともおかしいことではないだろうか。和食の良さをわれわれ日本人が今一度、見直すことが必要なのだ。

東北うまいもの・ひと口紀行……青森県

〈特徴〉三方を海に囲まれ海産物に恵まれる

本州の最北端、青森県は三方が海に面している県です。まず、太平洋に面していますし、日本海にも面しています。それから日本海と太平洋の水がちょうど合わさる、津軽海峡。このように、青森県はこの三つの漁場を持っています。ですから、とても魚が豊富です。有名な大間のマグロにヒラメ。イカやホタテなどもたくさん獲れて美味しいですね。

地形的には、下北半島と津軽半島があって、歴史的な宗教行事やお祭りなど、地域に根ざした行事がたくさん残っています。

青森県には、多彩な伝統料理が残っています。このことは、いいかえれば、その地域の古いしきたりが残っているということです。神様にさしあげるものであったり、仏様に供えるものであったり、食べ物とはそこから始まっているからです。

青森県はそういう視点で見ると、実に素朴な伝統料理が今もなおたくさん残っている県だといえるでしょう。

そんな青森県で、私が食べてきたものはたくさんありますが、ここでは二つご紹介しましょう。

●ハレの日のごちそう「けの汁」

津軽地方で食される「けの汁」は、一見すると普通の味噌汁のようです。しかし、津軽の人にとっては、ハレの日のご馳走。特に正月によく食べられる伝統料理です。ちなみに、「け」とは「粥」のこと。小正月（一月一五日）前に大量につくって、一六日の朝、仏壇に白粥とともにお供えしたのがはじまりといわれています。

大根や人参に蕗《ふき》やワラビといった山菜、キノコ類、凍《し》み豆腐（関西では高野豆腐）、油揚げ、季節の野菜などを入れて、煮干しと昆布で出汁《だし》を取り、最後に味噌とずんだ（大豆をすりつぶしたもの）を加えます。

正月前に大鍋でつくって寒いところに保存しておき、一回分ずつ小鍋で温めながら一週間以上にわたって食べます。津軽の人は少し濃いめに味噌で味つけして、薄めて食べるのが美味しいといいますが、汁とはいうものの、具材たっぷりで、一品でおかずになるボリュームがあります。

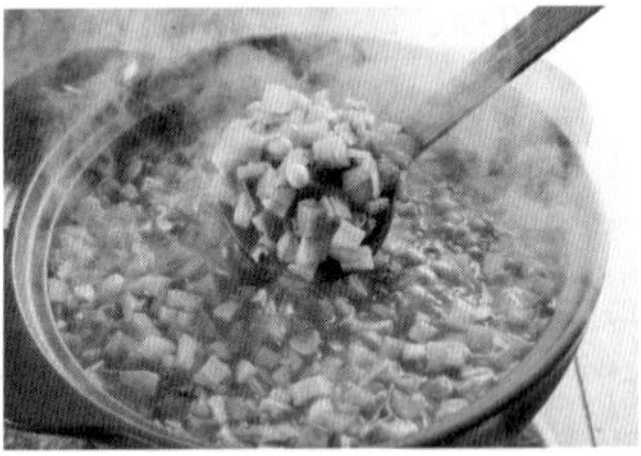

青森県を代表する郷土料理
「けの汁」

味の決め手は最後に入れる、ずんだ。大豆の風味と豊かな具材で、白いご飯にぴったり合うご馳走です。

●肝の脂《あぶら》がうまさの秘密の「じゃっぱ汁」

けの汁は精進料理からきている伝統料理なので、青森県自慢の魚は入っていませんが、じゃっぱ汁は真鱈《まだら》を入れた青森県の代表的な鍋料理です。

たくさん雪が降り積もる津軽、零下一〇度まで冷え込む南部地域、津軽海峡から冷たい風が吹きつける下北地域と、気候は違っても、青森県の冬の寒さはほんとうに厳しく、体が温まる鍋が恋しくなります。その代表、冬の味覚が真鱈のじゃっぱ汁です。

真鱈は大きな鱈で、六キロから一〇キロにもなります。魚偏に雪と書くだけあって、雪のような白い色をしていて、上品でさっぱりした味がします。それは、身には脂がないからで、脂は大半が肝臓にたまっています。じゃっぱ汁というのは、その内臓を入れた鍋と考えてもらえばわかりやすいですね。「じゃっぱ」とは

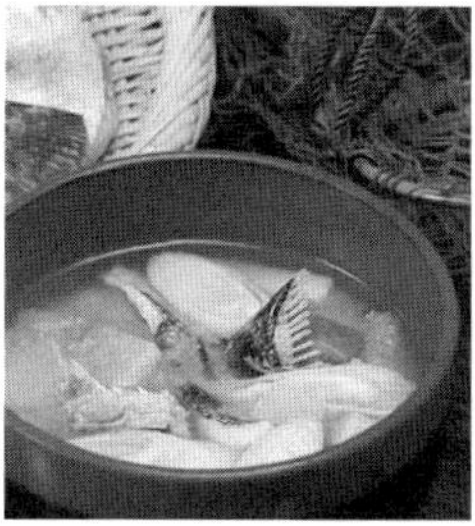

真鱈の美味しさが引き立つ
「じゃっぱ汁」
（写真：青森県商工会連合会提供）

アラのことだそうですから。

　真鱈の皮や頭や肝臓などと一緒に、白菜やゴボウや人参といった野菜、豆腐を入れて、味噌を加えてグツグツ煮ます。

　青森に行くと、冬の寒い朝に「さあ、じゃっぱ汁食え」と、食べさせてもらうことがあります。熱々なので、フーフー言いながら食べると、食べている間に温まるものですから、鼻水がズルズルーッと出てきます。そうして食べているうちに、寒かったのがウソのように汗がどっと吹き出てきて「やっぱり、冬はじゃっぱ汁だな。うまいな」などと歓喜しながら、丼に二杯も三杯も食べると、人によってはうんちが緩みます。原因は脂です。肝臓をはじめ、脂ぎった内臓をトロトロになるまで煮込んでいますから、とてもギトギトとした汁になっています。ですから、もし、みなさんが食べる機会があれば、どんなに美味しくても、丼一杯半ぐらいにとどめておかれるとよいでしょう。

　真鱈というのは、北の日本海の代表的な魚で、その真鱈を身だけではなく、アラまで全部使い切ってしまう。じゃっぱ汁はそういう野趣のある郷土鍋なのです。

　青森県の人たちは、大らかで大胆な料理をつくって、体を芯から温める。けの汁やじゃっぱ汁と聞いただけで、もうよだれを流し、涙を流さんばかりに喜びます。それが故郷の伝統料理を愛《め》でる姿なのです。

第2章

和食が持つ魔法の力

■和食の八つの「黄金要素」

ここまで、日本の食文化の特徴をあげてきたが、本章ではどんな食べ物にどんな効用があり、また、どんな魅力があるのかをご紹介していくことにする。

戦後六〇年以上が過ぎ、日本人の食生活は大きく様変わりした。ご飯はパンに、魚は肉に、味噌汁は牛乳かスープにと変わっていく傾向にあり、街中にはハンバーガーをはじめファストフードと呼ばれるチェーン店が溢れ、多くの若者で賑わっている。それを証明するかのように、戦後、肉の消費量は四倍になり、油の消費量は五倍にもなった。一見、豊かになったような日本人の食生活だが、一方で、かつてはなかった生活習慣病やアトピーやアレルギーといった問題が噴出している。

私は、日本人の食卓は日本の食事、すなわち和食に戻すべきだとかねがね主張している。「なぜ和食なのか」という問題は第4章で詳しく述べるとして、ここではまず、和食の素晴らしさについてお話ししていきたい。

そもそも「和食って何だ?」「何を食べてるんだ?」という基本的なことだが、和食では実は、次の八つの食材しか食べていない。

一つ目は根菜類。土の中に入っている根っこや茎のことだ。どんなものかというと、人参やゴボウ、大根、芋など土の中で育っているものと思ってもらえばいい。

二つ目は菜っ葉。白菜とかホウレンソウとか、小松菜などである。

三つ目は青果。「青」というのは「みずみずしい」という意味、「果」はくだものなので、トマト、キュウリ、スイカ、マクワウリなどやリンゴ、ブドウ、ナシ、モモ、ミカンなどがここに入る。

四つ目は山菜とキノコ、山の幸である。これは自然からの恵みである。

五つ目は豆類。特に大豆。大豆は味噌にしたり、豆腐にしたり、納豆にしたりして毎日のように食卓にのぼる。

六つ目は海草だ。ワカメ、昆布、ヒジキ、海苔《のり》などである。

七つ目は、主食の米である。麦もここに入る。

最後の八つ目は動物性タンパク質だ。これは和食の場合、どんなものをいうかというと、魚なのである。干物や塩漬けなどさまざまな形で、われわれ日本人は昔から魚をよく食べてきた。しかし、この八つ目は、食べる場合もあるが無かったら食べなくてもよく、また、魚は生臭いとか骨が喉《のど》にひっかかるといった理由で食べない人もいるから、結局一つ目から七つ目までの食材が和食を構成しているといってもいいだろう。この一から七までに共通しているのは、全部植物だということである。

そこで登場するのが、私が以前から提唱している「小泉武夫学説」である。それは、日本人というのは、今の地球の民族の中で最も菜食主義者（ベジタリアン）なのだという学説である。隣の韓国でも中国でも、またヨーロッパでもアメリカ、南米、アフリカ、オーストラリアやニュージーランドなど世界の大半の国々は昔から大いに肉を食べてきている中で、ひとり日本人は食べてこなかった。つまり、肉を食べなくても大丈夫だったのは、植物性タンパク質の大豆があったからで、大豆は「畑の牛肉」といわれるぐらいタンパク質が豊富だから、日本人はそれで充分、生きてこられたわけなのである。大豆から日本人は味噌、醤油、豆腐、湯葉など、実にさまざまな高タンパク質含有食品を生み出し、それを料理の中に活用してきたのである。

日本食の特徴である「高タンパク低脂肪低カロリー」は、大豆があったからこそ成立したといえるのである。

■和食のシンボル、梅干しの驚異のパワー

戦前・戦中派の人にとって、忘れられない和食といえば「日の丸弁当」を思い出す人が多いのではないだろうか。日本の国旗さながら、四角い弁当箱に詰めた白い飯の真ん中に梅干し一個を埋め込んだ質素な弁当。これを食べながら、苦難と欠乏に耐え、戦後の発展を支えてきた日本人。まさに日本人の食生活の原点といえるのが、この「小さな紅い玉」だと思う。

梅は中国原産の落葉小木。奈良時代、中国から薬木として渡来した。梅干しは、平安時代の永観二（九八四）年に丹波康頼《たんばのやすより》が著した『医心方《いしんほう》』の中に、すでに「烏梅《うめぼし》」として薬効が説かれている。いかに古くから日本人が梅干しを大切に食べ続けてきたかがわかる。

梅は塩漬けにすると浸透圧が高くなり、細胞の原形質分離が起こる。すると、梅の実から浸出液が出る。この魔法の液が「梅酢」である。承平年間（平安時代。九三一〜九三八年）の『倭名鈔《わみょうしょう》』という日本最古の分類体の漢和辞書では、これを「塩梅《えんばい》」と記している。これがやがて「あんばい」と変化し、味加減を意味するようになった。

梅干しは梅をただ塩漬けにするだけではない。途中でシソの葉を加えて着色する。夏

の晴天の日には、梅酢から梅を取り出して日干しにして、再び戻してしばらくたって梅肉がやわらかくなった頃に梅酢と分け、容器に密閉貯蔵する。強い酸味（約四パーセント）の主体はクエン酸で、ほかにもリンゴ酸やフマール酸などを含み、現代医学でも整腸や食欲増進、殺菌などの効果があることがわかっている。

このような梅干しの効用を体験的に知っていた日本人は、ほんとうにすごい。疲れると「元気回復に」と食べ、風邪をひいたらお湯に溶いて飲み、食あたりには下痢止めに、夏バテの防止にとしゃぶり、つわりの妊婦が好み、時にはこめかみに梅肉を貼り付けて頭痛の特効薬としても用いた。さらに、弁当やおむすびに入れて、防腐作用も期待した。まさに梅干しは日本人にとってオールマイティ、万能薬といえる魔法の食品だったのである。

梅干しの薬効は、梅から溶け出したさまざまな有機酸をはじめ、種子の核やシソの葉から溶出した芳香族アルデヒド類、テルペン系化合物、ペリラ化合物など、快香のある薬効成分によるものだ。これらは咳を鎮めたり、解熱、利尿、健胃、発汗、解毒、精神安定などに効果がある。

塩漬けの保存食品としただけでなく、シソを加えて美しく着色し、さらに梅の成分にシソの成分の薬理効果をあわせて期待した日本人の知恵は素晴らしい！　長期間、保存が効くうえ、いつ、どんな時でも梅干し一個あれば、ご飯二杯を軽く食べられるのは、私だけではないだろう。凶作の時にも重宝され、有事の際に日本人を守ってきたのは、この小さな紅い魔法の玉である梅干しにほかならないのである。

■漬物は最強の整腸剤

梅干し同様、白いご飯に合うのが漬物だ。炊きたてのご飯の上に、白菜の漬物にちょっと醤油をかけたものをのせて、ご飯をクルクルッと巻いて食べるだけでも、よだれがピュルピュルと出て、あっという間に胃袋に消えてしまう。正に和食の名脇役だ。

日本には漬物がとても多く、世界一の漬物王国である。とにかく種類が豊富なので、どのぐらいあるかといわれても、ちょっと分類できないぐらいだ。なにしろ、天平年間（七二九〜七四九）の木簡には、すでにウリや青菜の塩漬けのことが書いてあるのだから、その歴史の長さがわかる。

平安時代の宮中の儀式や制度などを記した『延喜式』（九〇五〜九六七）には、醬《びしお》漬《づけ》、未醬漬《みしょうづけ》、糟漬《かすづけ》、酢漬、酢糟漬、甘漬、にらぎ、須須保利《すずほり》、荏裏《えづつみ》などの漬物が紹介されている。ちなみに、醬漬、未醬漬は、発酵中か発酵を終えた、しぼっていない醬油や柔らかい味噌のようなものを漬け床にした漬物だったと思われる。糟漬は酒粕に漬けたもの、酢漬は酢に漬けたもの、酢と酒粕を合わせたものに漬けたのが酢糟漬、米麹か甘酒に漬けたものが甘漬、にらぎは、野菜を塩漬けする時にニレ（楡）の樹脂を刻んで粉にしたものを入れた漬物、大豆に塩を加えたものや蒸した米に塩を加えたものに青菜やカブを漬けたものが須須保利、エゴマの葉でナス、カブ、ショウガ、ウリ、トウガンなどを包み、醬や未醬、塩などに漬けたものが荏裏（「裹」は『葉で包む』の意味）である。

このように長い歴史の中で育まれ、日本が漬物王国になった理由は、まず漬ける材料の野菜や根菜がとても多かったことがあげられる。第二に、塩が自由に採れたので、漬物をつくりやすかったため。第三には、日本の亜熱帯という気候が、漬物を上手につくりあげさせてくれる環境であったということ。そして第四の理由は、漬け床が多《ど》い《こ》ということである。味噌、醬油、溜《たまり》、諸味《もろみ》、味醂《みりん》、酒粕、米糠、麹など、実に変化に富んだ漬け床が豊富にある。材料（野菜）が豊かにあって、その地方地方によって漬け方が違って、漬け床がたくさんあるから、それを掛け合わせたら、何千種類もの漬物が出来上がってしまう。それぐらい豊かな漬物の伝統を日本は持っているのである。

漬物は、塩分の作用によって野菜の細胞から水分が抜けて脱水され、その浸透作用によって風味豊かに漬け上がる。水分が抜けた野菜の細胞は、生理作用が止まって保存がきく状態になり、抜けた水の代わりに漬け床の味や香り、栄養成分が野菜に入っていくのであるから美味しくなるのである。また、食べたい時にいつでも食べられる便利さは、質素な食事にはぴったりの食べ物である。さらに漬物には整腸作用があるのが昔から知られている。野菜には繊維質が豊富に含まれているが、日本人は生野菜を食べる習慣がなかった。そのため、野菜を大量に食べようと思っても、生のままではかさばって食べるのに苦労する。しかし、漬物にすれば、野菜がギュッと凝縮されるのでカサが減り、野菜をたくさん摂ることができるのである。もちろん、美味しい味も漬け床からついてくるので、生で食べるよりもはるかに美味しい。同じ量でも、生野菜ではなく、漬物にすると、約四倍の繊維質を摂取できるという研究報告もある。漬物を通して体の中に入った繊維質は、水を吸収して膨らみ、腸管を通過する際に腸の中を掃除してお通じをよくしてくれる効能がある。また、しっかり発酵している漬物は、乳酸菌という素晴らしい善玉菌を腸内に届けることができる。その乳酸菌は、腐敗菌や異常発酵菌などの悪玉菌を攻撃、排除してくれる。これこそ、ヨーグルトや発酵乳飲料を摂った場合と同じなのだから、漬物はまさに、日本人の整腸剤でもあるのだ。

さらに付け加えておくと、野菜に含まれる豊富なビタミン群は、加熱することで破壊されてしまうが、漬物は加熱する必要はない。だからビタミンを失うことがないだけでなく、発酵菌が漬物に多種多様なビタミンを蓄積するので、漬物からビタミンが供給されるのである。このように素晴らしい食品である漬物は、和食においては重要な脇役なのであるから、この伝統を、日本人は大切に守っていく必要があるのだ。

■繊維食で便秘知らず

漬物の繊維質の話が出たところで、もうひとつ、その効果をあげておきたい。

繊維質は胆汁酸の分泌を促進し、脂肪の分解やコレステロールの過剰を抑えるために効果があるといわれている。たとえばゴボウは、難消化性多糖類の繊維質がほとんどなので、食べても消化されず、胃腸を通過するだけなので栄養源にはならない。そのため か、お隣の中国では漢方薬の原料に少し使われる程度で、世界ではほとんど食用としては利用されていない。

ところが、栄養源とはならないものの、ゴボウの繊維質は白米や肉に比べ、二〇〜三〇倍もの水を吸収して膨潤するので、お通じにはとてもよい。それを知っていた日本人は、ゴボウを昔からよく食してきた。同じように、栄養的には無駄であっても、実は価値のあるもの、たとえばゼンマイ、ワラビ、ツクシ、筍《たけのこ》、レンコン、ヘチマ、モヤシ、蕗《ふき》、そしてコンニャクなど、繊維食をよく食べてきた。

その歴史を物語るものとして、江戸時代の珍妙な料理を紹介する。

「奉書紙を三日ほど水に漬《つけ》、成《なる》ほど能《よく》たたきつぶし、葛《くず》を合《あわせ》て味噌にてこね　能程《ほどよく》切りて味噌汁にて煮る　此紙餅《このかみもち》を食する者は　年中悪病を除く也」

これは明和元年（一七六四）の『料理珍味集』の中の一節である。使い古した和紙を水の中に浸けて墨を抜く。それをまな板の上で叩いて、味噌と葛でベトベトに混ぜ合わせ、丸くまとめ、それを天日に干すと「紙餅」ができる。それを味噌汁の中に入れて食べると、年中、病気が防げる、ということが書いてあるのだ。

奉書紙の原料はコウゾの繊維なので、すでに日本人はこの頃には食物繊維（ダイエタリー・ファイバー）を体験的に食し、腸管を刺激し、便秘を防止したり、腸内細菌をコントロールしていたわけである。便秘薬や整腸剤のない時代の、驚くべき知恵である。

■素晴らしき干物文化

梅干し、漬物と保存食が続いたところで、もうひとつ、素晴らしい保存食である干物《ひもの》について紹介しておきたい。

「干物」というと、すぐに魚を思い出すが、日本の古い干物といえば、野菜を乾燥させたものも重要な食べ物であった。ちなみに、だから昔は植物性のものは「乾物」、魚類は「干物」というふうに区別して呼んでいた。野菜の乾物には、たとえばカボチャなどを薄く切って、天日にあてて乾燥させておくと、繊維質がたくさん摂れるのである。また、里芋の茎を乾燥させたズイキ、かんぴょう、切り干し大根なども素晴らしい乾燥野菜であったが、流通システムの発達によって、生鮮品として野菜が出てきたので、乾物の消費量は減ってきた。

乾燥野菜の代表としては、ここでは日本人の知恵の高さを物語ってくれる干し椎茸をあげて述べる。椎茸は、乾燥させることによって、生の状態よりも味や香り、それに栄養価まで高まるが、これは椎茸にはエルゴステリンという物質が豊富に含まれていて、日光で乾燥させると、紫外線の照射によってビタミンDとなる。ビタミンDは血液中のカルシウムを一定に保ち、骨の正常な形成に関与する。他にも椎茸にはコレステロールを低下させるエリタデニンという物質も存在していることが明らかにされ、健康食品としての評価は高まるばかりである。

そういった栄養価もさることながら、椎茸の魅力はあの味と香りにある。昆布と鰹節とともに、日本の代表的な出汁《だし》として使われてきた。出汁をとるのに乾燥品である干し椎茸が用いられてきたのは、乾燥によって味も香りも大幅に増すからである。日本に干し椎茸がなかったら、出汁を使った和食料理はこれほど発展しなかったかもしれない。

一方、魚を干した干物の代表格はスルメである。魚は生ものだからそのままではすぐに傷んでしまう。しかし、干すことによって水分を減少させると微生物の繁殖が抑えられ、腐ることがなく、長く保存できる。そのため干物はとても貴重な保存食品であり、タンパク源でもあったのだ。

古来の日本においては、ほとんどは素干しか焼き干しだったが、平安時代に入ると、多彩な削り物（当時の干物は削って食べることがほとんどだった）が登場してきて、さらにそれを進化させ、現在市場に出まわっているものだけでも、素干し、塩干し、焼き干し、調味干しなど実にさまざまだった。

素干しはそのまま乾燥させる干物なので、干物の中でも最も古いものにあたる。スルメ、サヨリ、身欠きニシン、ごまめなどがこれだ。塩干しは干物の中でも最も一般的で、干物といえば普通、塩干しが思い起こされるほどである。塩を少量つけたり、塩水にくぐらせてから乾燥するもので、イワシの丸干しやメザシ、アジやサバ、サンマなどの開きに人気がある。焼き干しは淡水系の魚に多く、フナ、アユ、ヤマメ、ウグイ、ワカサギ、ハゼなどを串焼きにして乾燥したものである。

調味干しには、日本人独自の知恵が加えられている。味醂《みりん》にさまざまな調味をほどこした液に、サンマ、カワハギ、イワシ、サバなどの魚の内臓や背骨を取って下ごしらえした魚をつけて味付けし、乾燥した後つや出ししたものが味醂干し。これに白ごまをまくと、焼いた時の生臭みをごまの香ばしいにおいが隠してくれるので、一段と風味が良くなる。ここには日本人の細かい気遣いと知恵がみえる。

ちなみに、私も大好きなくさやの干物は、この調味干しの一種である。発酵した塩魚汁に、ムロアジやトビウオを漬け込んで、独特のにおいと深い味をもたせた干物で、干物の中の傑作のひとつだと私は思う。あのにおいで好き嫌いが分かれるところだが、みなさんはいかがだろうか？

ところで私は、日本人の味覚が肥えている理由のひとつは、この干物文化があるからだと思っている。その訳は煮干しで、カタクチイワシは干しただけでも強い出汁《だし》が出てくる。頭と骨と腹腸《はらわた》を取ったのを集めて、それを粉にして、少しの味噌を加え、湯に溶いて飲むとびっくりするほど美味しい！　もちろん、煮干しの出汁が効いたからである。

干物は干すことで味や香りが凝縮され、栄養価が増すばかりでなく、それを焼くことによって、日本人の好む風味を一層高めることができるのである。そしてそれが飯《めし》の甘みとても合い、食欲はさらに増していく。その意味でも、日本の干物文化は和食を語る上で欠かせないものであるといえるだろう。

■鍋料理は人と人とを結びつける

水炊き、寄せ鍋、湯豆腐、すき焼き、かき鍋、かに鍋、ちゃんこ鍋におでん……。それに石狩鍋やじゃっぱ汁など、その地方特有の鍋料理を加えると、日本にはいったいどれだけ鍋料理があるのだろうかと見当もつかないが、これほどまでに日本人が鍋料理に親しんできたのは、囲炉裏《いろり》という存在があったからだと思う。

私たちの祖先は囲炉裏でものを煮たり焼いたりして食べていた。部屋の中央に囲炉裏が四角く切られていて、自在鉤に鍋を引っ掛け、下で火を焚く。するとグツグツと煮える音とともに、美味しそうな香りが漂ってくる。これは、日本人の食の原風景のひとつで、家族はみんなその囲炉裏のまわりに座り、一つの鍋から美味しいものを取り分けて食べる。昔はテレビもないから、その日の出来事や世間話なんかをしながら、温かい鍋を囲み、そこから家族の絆ができたのである。だから、日本人にとって、鍋という和食の方法はとても大切なものだったのである。

その鍋に関して、おもしろい話をここでひとつご紹介しよう。

滋賀県米原市に筑摩《ちくま》神社というお社がある。そこでは毎年五月三日に「鍋《なべ》冠祭《かぶりまつり》」という祭りが催される。これは平安時代の『今昔物語』にも登場するぐらい古くからある祭りで、日本の三大奇祭としても知られているものである。どんな祭りかというと、女性が鍋を頭にかぶって参拝するのだ。これが実は、女性の浮気の洗い出しになるというから大変だ。もし、女性が二人の男性と深い仲になったら、その女性は鍋を二つかぶらなければならないのである。誤魔化すと神は許さない。昔は病院も薬もほとんどないので、もし病気になったら、神様に回復をお願いするしかなかった。だから、神様は絶対的な存在なので、ウソをつくことなどできない。ウソをついたらバチが当たってしまう。だから、既婚の女性が二つ以上鍋をかぶっていたら、浮気したことを告白することになるのである。なんともユニークな祭りであるが、今はそのようなことはせず、張り子で作った紙製の鍋を女の子たちがかぶって行列する祭りになっている。

さて、ここでなぜ「鍋冠祭」を例に出したかというと、それぐらい日本人は鍋を大切にし、鍋は霊力を持っていると考えていたからである。鍋で煮炊きしたものを食べて生きることができているのだから。どこの家でも鍋に感謝し、毎日大切に鍋を使っている。だから、決して鍋を粗末に扱ってはいけない。「鍋に救われて、毎日過ごしています。筑摩の神様、ありがとうございます」と言って、おまいりするのである。それほどに鍋は大切にされ、霊力があると信じられて、人々は鍋料理から力をいただき、元気に生きていく。これが、日本の鍋料理の原点なのである。

鍋料理がさらに日本で発達したのは、鍋物の材料となる山海の恵みがたくさんあったことである。魚や野菜など食材がとても豊富で、実にバラエティーのある鍋が楽しめる。さらには、日本特有の調味料である味噌、醤油、日本酒、味醂《みりん》などが鍋料理によく合うことも鍋料理を発展させた。ソースや香辛料で味つけされた鍋料理など、考えただけで食欲がわきそうにもない。

また箸の存在も鍋料理の発達に深くかかわっている。煮えたものは熱いから、素手では食べられない。スプーンでも食べにくい。だが箸を使えば具をひょいとつまみ、口元でフーフーと息を吹きかけてダイナミックに食べることができるが、ナイフとフォークではそうはいかないだろう。

日本の鍋料理は、どちらかというと寒いところ、とりわけ東北でよく食べられてきたので、東北地方には鍋料理の種類が実に多い。また、海岸地にも多いのは、潮鍋《うしお》といって、海の幸がふんだんに使えるからである。

鍋は一人では食べない。家族や仲間が集まって、みんなでワイワイやるのが鍋料理の良さだ。日本人はそこで同族意識や仲間意識といったものを育んできたわけである。

「同じ釜の飯を食った仲」とか「同じ鍋をつついた仲」というのが、仲間の形容詞として存在するのがいい例だ。「今日は鍋をやるぞ!」と言うと、好きな人たちがワッと集まってきて、めいめいにいろいろな素材を持ち寄って、それをごった煮にして食べる。そこに日本民族の伝統料理としての価値がある。

現代は「個食の時代」といわれている。お父さんは残業、子どもたちは塾で、食事時間はバラバラ。一家団欒というものがほとんどなくなり、家庭崩壊が始まっている。昔と今とでは事情が違うから、毎日一緒に食事というわけにはいかないかもしれないが、週に幾度かは、家族そろって食事をとり、コミュニケーションを図るべきではないだろうか。そんな時は、たまには鍋料理をおすすめしたい。「鍋奉行」や「灰汁《あく》代官」の役割を分担して、みんなで同じ鍋をつつけば、自然に会話も弾むものである。それが和食の底力なのである。

■ 佃煮に見る日本人の英知

次に和食の魅力と知恵をいかんなく発揮している食べ物として、佃煮《つくだに》をあげたい。これは白いご飯に実に合う。炊きたてのご飯に佃煮があれば、ほかにはもう何もいらないほどだ。私は、海苔の佃煮だけでご飯三杯は食べられるし、昆布の佃煮も大好きで、これだけでお茶漬け三杯は、食べられる。とにかく私は弁当の中には必ず佃煮を入れて食べてきた。

佃煮は徳川家康の魚好きがきっかけとなってつくられた食品である。

そもそも、徳川家康はなぜ江戸に幕府を開いたかというと、それは江戸に大きな川が流れ込んでいたからだと私は考えている。ニューヨークにはハドソン川、ロンドンにはテムズ川、パリにはセーヌ川というふうに、歴史的な大きな町には大河が必ず流れ込んでいる。ところが、江戸には隅田川、荒川、江戸川、中川、多摩川が流れ込んでいるため、プランクトンを含んだ肥沃な土が江戸湾に流れ込む。だからここに「江戸前」の魚が棲みついた。江戸前の魚介というと、キス、アナゴ、スズキ、ハゼ、シバエビ、白魚、コハダ、マコガレイだとか、それに赤貝やハマグリなどもある。寿司で握ってもらっても天ぷらにしても美味しいこの魚介類は、それらの川がもたらしたものなのである。

江戸に幕府を開けば、そのうち人口が集中する。そこで動物性タンパク質を確保する必要があるので、魚をたくさん獲らなければならない。だから大河が何本も流れている江戸に目をつけたのであり、徳川家康という人物は、実に先見の明があったのではないだろうか。これはあくまで私の推測で、「小泉的史論」だが、魚好きの家康なら、考えそうなことである。

さて、江戸では魚は豊富に獲れても、氷や冷蔵庫のない時代だから、当然、加工技術が必要になってくる。そこで、家康は摂津の国（現在の大阪府）の佃村の名主であった孫右衛門ら数十名を江戸に連れてきた。彼らは優れた漁の技術を身につけていただけでなく、獲った魚を無駄にしない加工技術を持っていたからである。家康は彼らを江戸の目の前にある小さな島に連れてきて、漁業を振興させたが、この小さな島が今の「佃《つくだ》島《じま》」である。

佃島の漁師たちは、大きくて生きのいい魚を将軍家や諸大名の武家屋敷に納めていたが、小さな魚類は自家用として保存食品に加工した。最初は塩だけで煮つけたものだったが、それが醤油に代わり、さらには味醂《みりん》、ざらめ糖なども加えて、照りを出すようになってゆく。これが「江戸名物・佃煮」となったのである。材料はアサリ、ハゼ、海苔、貝類、白魚、ワカサギ、あみ、小エビなどが使われたが、江戸時代の大名は参勤交代制で、自領と江戸を行ったり来たりしていたので、保存のきく佃煮は格好の江戸土産として各地に持ち帰られ、それがたちまち全国に広まっていった。

こういった歴史的な背景を踏まえ、改めて佃煮をつくった日本人の知恵を考えてみると、やはり、その持ち味とは第一に、長い期間保存ができるということがあげられる。醤油、砂糖、水飴などで濃い味に煮つめてつくるために、佃煮は浸透圧が高く、微生物の入る余地がないので傷みにくいのである。

二番目は、とても味が濃いので、少量でも充分にご飯のおかずになるということである。温かいご飯の上にのせるだけで、奥深い味と香りが楽しめるし、お茶漬けにしても美味である。甘いご飯に塩っ辛い佃煮という絶妙のコンビネーション。食事に時間をかけたがらない日本人には、とても重宝されてきたのである。

第三に、佃煮をつくるにあたって、あまり素材を選ぶ必要のないことをあげたい。獲れすぎた魚介類はもちろん、キノコ類や牛肉、鯨肉、魚卵、海草、山菜、それに蜂の子やイナゴといった昆虫まで佃煮の素材として加工することができる。そのため、実に多彩な佃煮が登場することになったのである。

第四には、素材を選ばなかったために、その土地の特産物を、ことごとく佃煮にして、名物に仕上げられたことである。ハゼや小エビに海苔は江戸。ゴリとクルミの佃煮といえば加賀、尾張のハマグリ（桑名）、越中のホタルイカ、近江の牛肉、備中や安芸の穴子というふうに、日本全国、どこにいっても佃煮の名物がない都道府県など見当たらない。まさに佃煮は、和食を支えてきた縁の下の力持ちなのである。

そして最後に、栄養面での効能があげられる。生鮮食料品に比べると、どうしても調理加工によって栄養成分の損失はやむを得ないものの、リン、カルシウム、マグネシウム、カリウム、ヨウ素、鉄分などの無機塩類の補給に役立ち、粗食であった当時の日本の食卓では、妊婦や子どもたちの大切な栄養食品として欠かすことができなかったものなのである。

とにかく、佃煮とほっかほかの温かいご飯は、日本人の食欲をそそりたて、和食の重要なアクセントとなって日本人を支えてきたのである。それゆえ、この食文化はこれからも大切にして次の世代にも伝承していかなければならない。

■大豆食品は万能である

タンパク質は人の活力を生み出す極めて重要な栄養素であるが、そのタンパク質には動物由来と植物由来とがある。これから述べる大豆は植物性のタンパク質だ。その大豆の良さが今、あらたに見直されているが、日本人はそんなことは遠い昔から知っていて、さまざまな大豆食品を和食に取り入れ、大切に食してきた。戦後、GHQが日本に来て「日本人は豆や干物ばかりを食べている。肉を食べていないのはかわいそうだ。もっと動物性タンパクをとらないとダメだ」と言って、日本人に肉を勧めた。でも、それは大きなお世話だった。なぜなら、日本人は大豆食品によってタンパク質をしっかりとっていたからである。

厚生労働省が認定している食品分析表のデータによると、現在の和牛に含まれるタンパク質の平均的な割合は一七～一八パーセント。一方の大豆はといえば、水分を吸わせて、和牛の水分と同じ条件にして計ると、なんと一六～一七パーセントで、ほとんど和牛と変わりはない。つまり、日本人は肉を食べなくても大豆を食べていたから、それでタンパク質をとることができたのである。「大豆は畑の肉」と、昔の人は言ったが、まさにその通りだったわけである。

大豆は、和食には欠かすことができない食材である。味噌や醤油、豆腐、納豆、厚揚げ、湯葉などとして、奈良時代から日本の食卓に登場してきた。そして、高タンパク質で高い脂質も含み、これほど体に良い食品はない。

大豆はどうして牛肉に匹敵するほどのタンパク質を含有しているのだろうか。これはみなさんが毎日のように摂取している食べ物なのだから是非知っておくべきことなので、述べておく。

大豆畑に行って、大豆を引き抜いたことがあるだろうか? 大豆の根っこには小さな粒がびっしりついている。もし、機会があればぜひ一度見てほしい。この小さな粒々は実は微生物の塊りで「根瘤バクテリア」というものである。肉眼でその粒々を見ることができるのは、このバクテリアが集まって固まっているからだ。

大豆は植物なので呼吸をする。空気中には酸素と水素と窒素と炭素がある。これらが呼吸と同時に大豆の中に入ってくる。植物というのは光のエネルギーによって、空気中から炭酸ガスを、根からは水分を吸収して炭水化物を作り出し、酸素を排出する。しかし、大豆は空気中の酸素と水素と窒素と炭素を取り入れると、根の先に付着している粒々の根粒菌によってアンモニアがつくられる。これが生物学で習う「窒素固定」という作用である。植物の三大栄養素はご承知のように窒素(N)、リン酸(P)、カリ(K)だ。窒素はアンモニアだから、これがあれば良く育つ。昔、畑に糞尿をまいていたが、これは作物を生育させるために必要なアンモニアの供給で、理にかなっていたのである。

つまり大豆は、呼吸して空気を根瘤バクテリアのところに運ぶと、根瘤バクテリアはその空気の中の窒素を使ってアンモニア(N)をつくり、そのアンモニアを大豆は利用して吸い上げて成長するのである。その時、余分に根瘤バクテリアから供給されたアンモニアは、タンパク質の生合成に使われるため、大豆にはタンパク質が豊富なのである。

また、大豆が作られている近くの土にはアンモニアが豊富で、それが水田のほうに流れていけば、米の生育にも役立つので、昔から水田の畦《あぜ》道には大豆が植えられていたのである。この方法を日本人は奈良時代から行なっている。科学的理論は知らなかったけれど、経験によって「あぜ道に大豆を植えると米がよくできる」ということを知っていたわけである。まさに賢い日本人の知恵といえる。

ところで、タンパク質に話を戻すと、人間の三大栄養素というのは「炭水化物」「脂肪」そして「タンパク質」。この三つがあれば、人間は少なくとも生きていける。そのタンパク質が、アメリカ人が牛肉なら、中国人は豚肉。もちろん、中国では大豆も食べるが、大豆文化はだんだん薄れてきて、豚肉でタンパク質をとっている。しかし日本では歴史上、動物を食べる習慣がほとんどなかった。それは仏教国であるので四つ足の動物を食べなかったからだ。また、江戸時代には「生類憐れみの令」などというのもあり、むやみに殺生を許さなかった、という国だったから、積極的に動物を食べることをしなかったのである。とはいえ、タンパク質がないと生きていけないから、そこを大豆食品で補ってきた。豆腐、味噌、納豆、湯葉、高野豆腐等々。こういうものを食べて日本人はタンパク質を補ってきたので、肉は必要なかったのである。

■日本人よ、「酒道」に学べ

かつて私はこんな不思議な経験をしたことがある。ある日本酒関係の団体に招かれて、日本酒の素晴らしさをテーマに講演することになった。その講演も無事に終わり、パーティーになった時のこと。その団体の会長が、グラスになみなみとつがれたビールを高々と掲げ「日本酒のますますの発展のために乾杯！」と音頭を取ったのである。これはもう、ユーモアを通り越してお寒いギャグかと思うほどだった。

この地球上、どこに行っても、その土地にはその民族の酒がある。フランスのワイン、スコットランドのウイスキー、ロシアのウオッカなどの例である。そして、日本には日本酒という素晴らしい国酒があり、和食の脇役として名演技を披露してきた。

ところが、この日本酒も、残念ながら他の酒に押されて伸び悩んでいる。新幹線に乗ってみると、ワゴン車に食事や飲料を積んだ車内販売がまわってきて「ウイスキーの水割りいかがですか〜」「生ビールはいかがですか〜」と言うが、間違っても「日本酒の熱燗はいかがですか〜」とか「冷えた吟醸酒はいかがですか〜」とは言わないのだ。いったいここはどこの国？　と首を傾げたくなってしまう。

一事が万事この調子で、食品だけでなく、酒まで洋風化の波に曝《さら》されている今、福島の酒造家に生まれ育った私としては、何とも嘆かわしいかぎりである。

酒は嗜好品だから「何が何でも日本酒を飲め！」と強制することはできないが、それ以上に、私を憂うつにさせるのは昨今の酒の嗜み方である。

なかでも心傷めているのは「イッキ飲み」という破廉恥《はれんち》で、若者たちが「イッキ、イッキ」とはやしたて、無理にでも飲ませるというおかしな酒の飲み方。それで仲間意識を感じたりするのだろうか。それとも、先輩から後輩への伝統とでもいうのか。私には人間関係の貧困さや、いじめに通じるような心理が潜んでいるような気がしてならない。

そもそも酒というのは、イッキに飲むようなものではない。自分の適量を知り、酔い心地を楽しみ、また疲れを癒し、食欲の増進やストレスの解消にも役立てる——それが大人の酒の飲み方である。まだ自分の適量を知らないような若者たちが、いっぺんに大量の酒をガブ飲みすれば、急性アルコールショック症や急性胃腸炎になる危険性はとても高い。実際に毎年、このイッキ飲みで何人かが命を落としているのである。

酒がこんなバカなことをする道具として使われているなどは言語道断で、人間が素晴らしい英知を結集させて酒を造ってきたのは、こんなことをするためではないのだ。

たとえば、日本人はかつて酒を精神修養にも使っていた。「酒道」といって、室町時代の足利義満、義政はすでに公家の酒道というものを行なっていた。そのひとつ「十種酒」とは、一〇種類の酒を用意し、どれとどれが同じかを高尚な流儀にのっとって唎酒《ききざけ》するというもので、それは心を静め、精神を統一して競技する「酒」であった。

公家だけではなく、江戸時代に入ると、武士の酒道というのも登場する。「主人設《あるじもうけ》」と呼ばれる集まりである。

日本では、お酒を飲んで失敗してしまっても「酒のうえでのこと」などと大目に見る傾向があるが、それがまた、日本人の酒の飲み方やモラルを堕落させている一因であることは間違いない。江戸時代は「酒は飲んでも飲まれちゃならぬ」というのが武士の道であり、酒で失敗したら最後、お家断絶といって、世の中に再び受け入れられることはないぐらい厳しいものであった。そのため、彼らは精神修養のための酒の席も用意して日頃から訓練していた。それが、主人設である。

主人設は、主人にあたる階級の高い武士が、自分の部下の侍たちを自宅に招く。そこで、主人は上座に正座し、その前の左右に二〇人ずつ正座させる。彼らの前にはお膳が用意されていて、最初に大盃が上座から下座へ回され、客たちは順々につがれた酒を飲む。これを「下り盃」といった。これが終わると、今度は「上り盃」といって、下座から上座に盃が回る。その後は小さな盃で主人と客のあいだで献盃と返盃を行ない、最後に「競《せ》り盃」という客同士のやりとりがある。

ところで、この客人の中にお酒が飲めない人がいた場合はどうなったのだろうか。それは、盃が回ってきたとき、親指をちょっと盃の内側に折って持つ。これは「私はお酒が飲めません」というサインなので、相手はお酒をついだふりをし、飲めない人は飲んだふりをする。決して飲めない人に強要するようなことはしないのである。

このようにして、二時間ほどの酒宴のあいだ、侍たちは三合から五合ぐらいの酒を飲みながら食事をすることになるが、誰も姿勢を崩すこともなく、背筋を伸ばして正座を続ける。帰り道で千鳥足になったり、大声を出したりすることもない。宴では気品が重んじられ、あくまで厳かに行なわれた。それは、飲食をともにすることで、団結をはかるという意味もあったのだろうが、それ以上に「酒に飲まれるような武士にならない」ために、精神修養することが大きな目的であったようだ。

そこで、とくにイッキ飲みをする人やそれを止めない人たちに見ていただきたいのが、左のページの絵だ。これは江戸時代のもので、現代の成人式にあたる元服式（当時は一五〜一八歳ぐらい）の時の絵である。大人になった子に、正しい酒の飲み方を両親や祖父母が教えている。酒の席で粗相をしてはいけないから、正しい酒の飲み方を家族からきちんと教わっているのだ。今ではとうてい考えられないような光景だが、江戸時代には酒の飲み方、礼儀作法を大人になるときにきちんと教えていたのであった。

正しい酒の席の教えは、武士だけではない。商家であっても、酒道というものがあった。たとえば、お嫁にいく商家のお嬢さんたちは、嫁ぎ先で酒での失敗があってはいけないというので「酌の大意」という酒道を学んでいた。酒をつぐ時の銚子の持ち方から

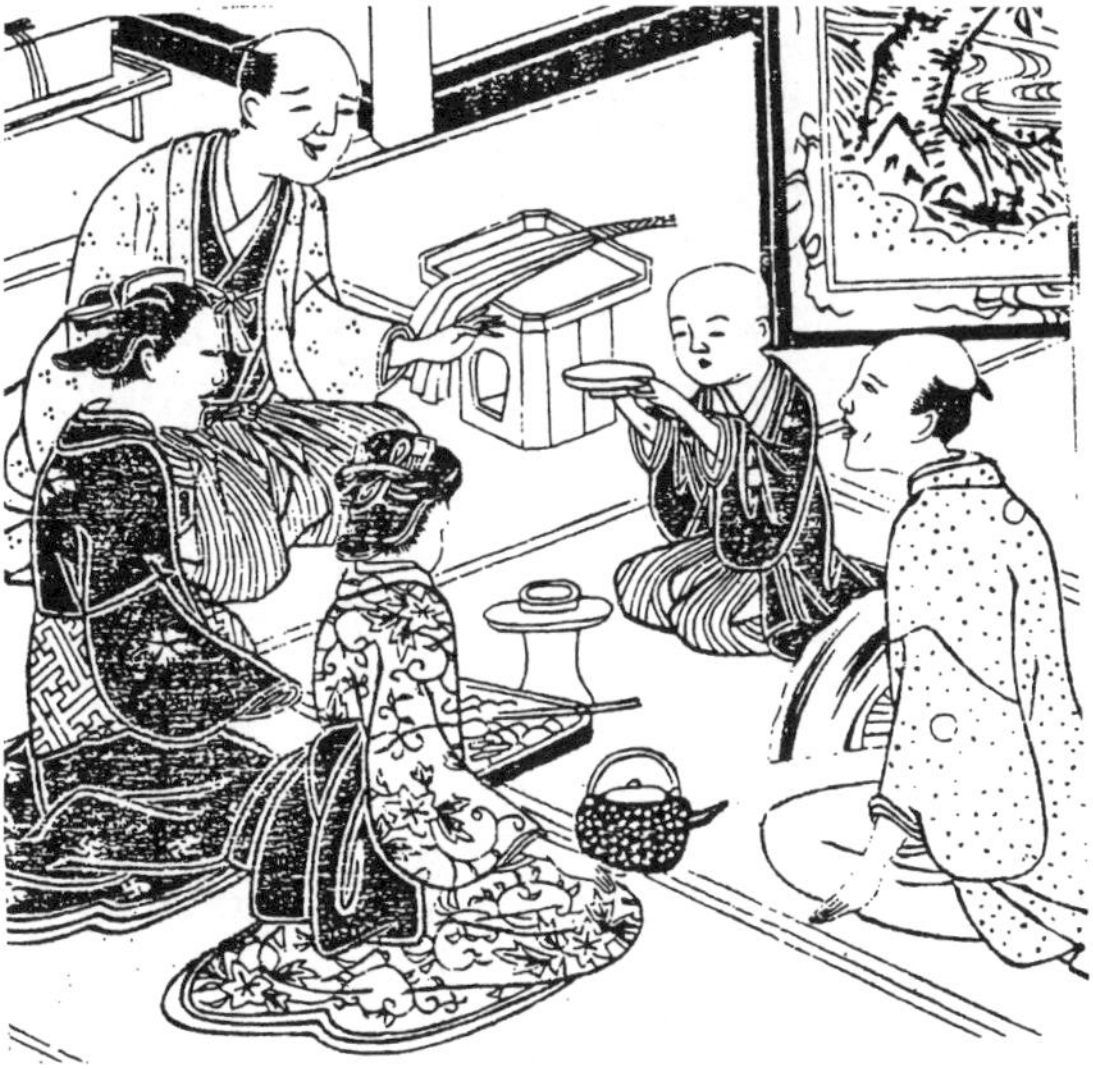

江戸時代、元服式で両親や祖父母が正しいお酒の飲み方を教えた。
（『食と日本人の知恵』小泉武夫著、岩波現代文庫より）

盃の差し上げ方や、目上の人から盃を受ける時の作法などを教えたものである。このように、女性にも酒の場での作法を教えてから嫁がせたのである。現代人も、このような江戸の人たちの酒に対する心得を見習うべきである。

■「酒の十徳」に見る、酒飲みの心

もうひとつ、江戸時代の洗練された酒に対する考え方をご紹介しておきたい。「酒餅《しゅへい》論」という酒と甘い物の長所短所を言い合う高尚な問答のことである。

要は「酒好き」と「餅（甘い物）好き」との二組に分かれて、どちらがどう素晴らしいか、また、どんな欠点があるのかを徹底的に議論する。片方には餅好きでお酒が嫌いだという「甘党」が陣取り、もう一方には「餅なんかいらない。酒が好き」という「辛党」が陣取る。両者が左右に並んで向かい合い、喧々囂々《けんけんごうごう》やり合うのである。

辛党が「餅なんて食べ過ぎると太るし、胸焼けがする」と言えば、甘党も負けずに「酒を飲んだら酔っ払って悪いことをする奴が出てくるじゃないか。その点、甘い物はみんなで和やかに食べられる」などと言い合うわけだ。まあ結論としては、酒も餅もほどほどがいい、というところに落ち着くのだが、いかにも知的なやりとりであった。この「酒餅論」の結論として、酒好き「辛党」がつくった「酒の十徳」というものがある。これを紹介しておこう。

第一に「酒は独居の友となる」。ひとりで寂しい時に、酒は自分の友人のように励ましてくれる。

第二に「労をいとう」。仕事で疲れた体を、酒が癒して安らかにしてくれる。

第三に「憂を忘れる」。酒はイヤなことを忘れさせてくれる。

第四に「鬱をひらく」。心の愁いを払ってくれる。

第五に「気をめぐらす」。酒は体に活気をめぐらせる。

第六に「推参に便あり」。お祝いや見舞いに持っていくと喜ばれる。

第七に「百薬の長」。ほどよく飲んでいれば、酒は健康を保ち、延命の効果もある。

第八に「人と親しむ」。酒は人の心を開き、人と人をつなぐ接着剤のような役割を果たす。

第九に「縁を結ぶ」。酒によって素晴らしい人との出会いがある。

第十に「寒気の衣となる」。寒い時に酒を飲むと体が温まるので、衣を着たようになる。もちろん、古い書物にはこのような長所ばかりではなく、酒の害を説いたものも少なくはなく、「地獄湯」「万病源」といった酒の別称も出てくるのである。

確かにほどよく飲めば十の徳を持つ酒でも、飲み方を間違えれば地獄湯にも万病源にもなるのであるから、そのことをよくよく知り、お酒を敬い、つくる人の心を知って、お酒と上手につき合って欲しいものである。

■和食のアクセントは和菓子とお茶の最高のコンビネーション

日本で最初の和菓子は何かというと、これは米のお菓子である。日本人は米をたくさん食べるので、米を粉にして、その粉でつくった落雁《らくがん》などというのは大変に古いお菓子だ。しかし、昔は今のような砂糖がなかった。では、どうして甘くするかというと、奈良時代に既に二つの方法があった。ひとつは甘酒である。蒸した米に麹菌を繁殖させると米麹《こめこうじ》になる。それにお湯とご飯を入れて糖化したのが甘酒だ。その甘酒を絞って鍋で煮つめたものが、強い甘みを持つ水飴。それからもうひとつは自然界からの調達で、自然に自生する甘茶蔓《あまちゃづる》と甘草《かんぞう》だ。これを煮つめるとグリチルリチンという非常に甘い成分が出てくる。こういったものを使って、奈良時代にはもうすでに和菓子があった。

そのお菓子と一緒にいただくのがお茶で、お茶は仏教の伝来とともに日本に入ってきたが、当初は貴族階級や僧たちの薬として用いられていたために、飲み物として普及していたわけではなかった。

それをさらに普及させたのが、栄西禅師である。建久年間（一一九〇～一一九九）、宋から茶の苗木を持ち帰った栄西禅師は、現在の九州のあちこちに植え、それが各地に広まったとされている。禅師がもたらした茶のつくり方は、お茶を粉末にした抹茶だった。この抹茶を利用して、室町時代には茶道が登場する。村田珠光や千利休といった名匠によってお茶は単なる嗜好品というだけではなく、茶の湯によって精神修業を行い、他人と一緒に茶道を行うことで交際礼法を極めるようになっていった。

日本でお茶が普及し、茶道が盛んになった背景には、茶の木を育てるのに適した気候風土、そして、地下水や湧き水といった清らかで美味しい水の存在もあったことによる。江戸時代の初期には煎茶も飲まれるようになっていった。

最近はお茶よりコーヒーを飲む人が多いとのことだが、お茶というのは日本人の心をほっとさせる。非常に淡泊な味がして、それで心を洗ってくれるような飲み物だ。さらに、和食を食べた後の一服は格別であり、また和菓子との相性もとてもいい。甘いお菓子に淡泊な味のお茶は、日本人の心を豊かにしてくれる阿吽《あうん》の組みあわせである。

「朝茶はその日の難逃れ」ということわざがあるが、これは「朝、お茶を飲むと、一日災難が来ない」という意味だ。それほどにお茶は素晴らしいものだという認識があったのである。同時に、日本は仏教国だから、朝、お茶をいれてすぐに自分だけで飲む人はいない。まず、仏様にあげて「今日も一日、よろしくお願いします」と祈ってから、自分たちも飲むわけだ。つまり、お茶というものは、仏様に畏敬の念をもって差し上げるほどのものだったのである。

もちろん、ビタミンCや茶カテキンが豊富で体にいいということも、見逃せない効用である。

コーヒーもいいけれど、日本人ならばゆっくりお茶をいれて、味わってみることだ。そんなひと時を持つことが、忙しい現代の日本人には至福の一服となるのである。

東北うまいもの・ひと口紀行……秋田県

〈特色〉米と発酵食品の宝庫

秋田県は日本海に面しています。そこで獲れる魚にハタハタがあります。大半はそのハタハタを鍋に使いますが、発酵させた「ハタハタずし」という鮓《すし》もあります。

しかし、秋田県は何といっても八郎潟を中心にした、日本有数の米どころ。米と大豆を中心にした食文化が発達し、そこに発酵文化が色濃く浸透している県です。

とくに南のほうの横手に行きますと、味噌や醤油、甘酒など、伝統的な発酵食品があります。八郎潟にも「いさじゃ」という魚を発酵させた塩辛もあります。いさじゃは田んぼにいる小さなプランクトンであみ（醤蝦）の一種です。秋になるとたくさんわいてくるのです。それを取ってきて、塩漬けにした塩辛がいさじゃです。これはものすごくにおいが強烈ですが、ご飯の上にちょっと塗って食べたら、私の好きなくさやのような味がします。

●一家団欒の鍋は「きりたんぽ」

秋田の名物「きりたんぽ」は、私は最も日本人らしい和食鍋だと思います。きりたんぽの「たんぽ」とは、すりこぎで粒が残らないようついたご飯を棒につけて固めたものですね。

これを囲炉裏で焼いておきます。米をそのように保存しておき、鍋の中に入れて食べるというのが、実に日本的です。

地鶏とそのたんぽを入れた鍋が、きりたんぽ鍋です。今でこそ比内鶏などを入れるといい出汁《だし》が出るなんていいますが、昔はどこの家でも庭でニワトリを飼っていましたし、それを捕まえて使っていました。

きりたんぽが素晴らしいのは、一家団欒の鍋というところです。子どもも大人もみんな集まって食べ、家族の絆を深める。「きりたんぽ、やるぞー」といえば、みんなが集まってきます。保存してあるたんぽを何本か棒から引っこ抜いてきて、鶏や野菜（ネギ、セリ、茸など）と一緒にグツグツ煮て食べるのです。

秋田県らしいのは、鍋に入れるセリやネギを、根っこがついている長いもののまま入れてしまうところです。とても野趣な味わいとなる上に、野菜の繊維質もたっぷりととれます。器に取って、においを嗅ぐと、ネギとセリの香りや焼いたきりたんぽのにおいもしてきて「ああ、秋田だなあ〜」と思います。

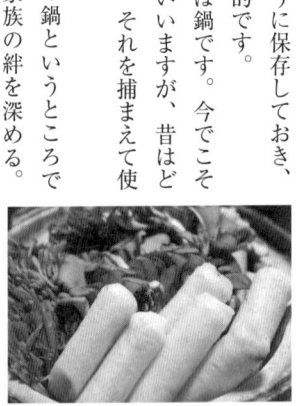

米を使った「最も日本的な鍋」
きりたんぽ

きりたんぽ鍋の特徴は、つけ汁ではなく鶏のスープをきりたんぽに吸わせて食べることです。たいてい地鶏を使っているので、スープがとても美味しい。器に取る時は、スープごとよそいます。私はもう、においを嗅いだだけで条件反射でピュルピュルとよだれが出ます。

そのスープは奥の深い味で、出汁になる地鶏の味と、野菜の味、それに米の甘味などが混じっているので最高です。地鶏はちょっと堅いところがありますが、それがまたいい歯ごたえでよろしい。とにかくきりたんぽ鍋は米を使った日本的な鍋で、健康的で一家団欒の幸せな鍋。これが秋田県の伝統料理として残っているのは、非常に喜ばしいことです。

●発酵と燻煙の漬物「いぶりがっこ」

発酵食品が豊富な秋田県には、二〇種類ぐらいの漬物があります。野菜が不足する厳冬期に備え、保存食としてなくてはならないものでした。中でも、秋田の味といえるのが「いぶりがっこ」です。「がっこ」とは、漬物のことです。語源が「雅香」という説もありますが、これは香道の世界の話で、本当は「合香」です。「いぶり」というのは「燻《いぶ》す」の意味。つまり、ぬか漬けしてたくわんにした大根を、ナラやサクラの木で燻した漬物です。

世界には燻す＝スモークして保存する食品はたくさんあります。最も身近なものでは、コーヒー豆ですね。ウイスキーは小麦を、ハムは豚肉を燻してつくります。燻すという文化は世界中にありますが、発酵させた漬物を燻すのは、秋田だけです。ですから、いぶりがっこは煙のにおいがします。晩秋から初冬にかけて、秋田県の内陸部は晴天の日が長くは続かないので、天日で乾燥させる干し大根をつくるには適していません。その代わりに考え出されたのが、燻煙乾燥という独自の方法だったそうです。

大根を細い紐で編んで天井に吊り下げ、ナラやサクラの木を囲炉裏にくべて燃やすと、独特のにおいが大根を包みます。水分がゆっくりと抜けるほどに香りがついて、大根が締まって、切って食べるとカリカリではなく、シコシコした噛みごたえがあります。このシコシコ感がいいんですね。なかなか噛めないので、しつこく噛んでいるうちに、大根のうまじょっぱい濃縮された味が口の中で唾液に溶けて、鼻からは燻した香りが出てきます。耳からの「シコシコ、ガリガリ」という音も食感をひきたててくれます。

そのまま食べてもいいし、小さく刻んでご飯の上にかけて、湯漬けにしても美味しい。楽しい漬物ですね。

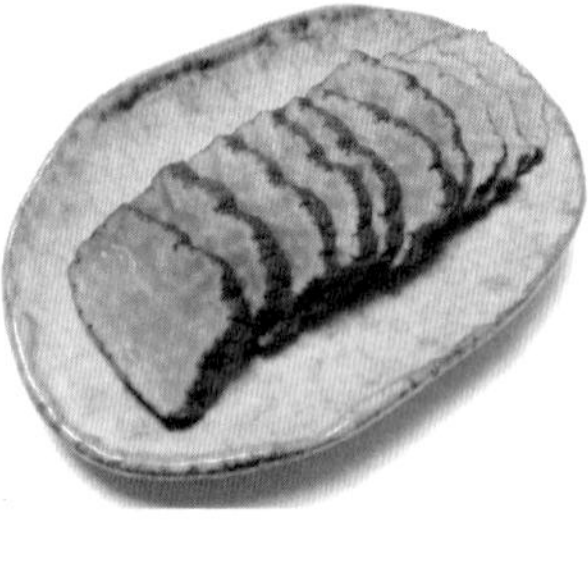

噛めば噛むほど美味しい
「いぶりがっこ」

第3章

和食の土台骨・発酵食

■発酵食への誘い《いざな》

また納豆の話になるが、ヌルヌルした納豆はそのまま熱々のご飯にかけて食べても、焼いても、また揚げても実に美味である。ご飯に納豆、醤油をたらした漬物をちょいと添えて、そして味噌汁。これは長年日本人の食卓にのぼってきた、典型的な和風朝食のメニューである。これらをよく見ると、共通点がある。納豆、漬物、醤油、味噌汁の味噌。これらは、日本の食卓を代表する発酵食なのである。

ご飯に納豆をドロリとかけて一気にかっ込む。ネバネバ、ヌルヌルのためによくかまずに飲み込んでも、そうは心配ない。糸引き納豆にはタンパク質やデンプンを分解する消化系酵素がたっぷり含まれているから、忙しい朝食の席には最適のメニューなのだ。

世界には発酵食品が数多く存在するが、日本ほど発酵食品の種類が多い国は他にない。本章では、和食の土台骨をつくっている発酵食品について述べる。

■保存食品の王者「発酵」

冷蔵庫がなかった時代、食品を保存する方法は六つしかなかった。

一つはまず、乾燥すること。イカは生のままではすぐに腐ってしまうが、乾燥してスルメにすれば腐らない。乾燥して水分が少なくなれば、微生物がそこで繁殖できないため腐らないのである。

二つ目は塩蔵、つまり塩漬けにすることである。塩は浸透圧が高いので微生物は生育できない。一方で砂糖漬けという方法もあるが、これも砂糖で漬けることによってやはり浸透圧が高くなるため、微生物が繁殖できないのである。

三つ目は煙で燻《いぶ》すこと、すなわちスモークすることで、いわゆる燻製《くんせい》にすることである。燻製にすると煙の中のフェノール類が防腐効果を持っているので、腐らない。

四つ目は、灰でまぶすことで、物を燃やした時にできる灰は強いアルカリ性であるため、これを加えてまぶすと、微生物はそのアルカリ領域では生育できず、腐らなくなるのである。

五つ目は、葉っぱで包むこと。笹寿司、柿の葉寿司などがそうである。葉っぱにはポリフェノールという抗菌作用があるためである。

そして最後のひとつは、発酵させることである。発酵させるとどうして腐らないかというと、発酵には微生物が活躍するのであるが、その発酵微生物は他の微生物が来られないような物質として、たとえば特殊なペプチドやアミノ酸をつくる。これらの物質をキラーファクターまたは抗生物質というが、食べても人間にとっては何の影響もないが、微生物にとっては近寄れなくなる物質なのである。また発酵微生物は、そのような物質をつくるだけでなく、さまざまな有機酸をつくって他の菌の侵入を防いでいる。

■「発酵食」は「腐らせたもの」ではない

発酵というとよく、「腐ったもの」とか、「腐敗したもの」として混同する人がいるのだが、これは全く違う。わかりやすくいえば、微生物はふたつの種類に分けられ、ひとつは人間に対して悪いことをする微生物、つまり「悪玉菌」と、人間にいいことをしてくれる微生物、すなわち善玉菌とがあって、食べ物を腐らせる腐敗菌や、病気を引き起こす病原菌は悪玉菌の代表格である。

一方、牛乳に増殖してヨーグルトやチーズをつくる乳酸菌や、炊いた大豆に付着して納豆にする納豆菌、果汁や米などに作用して酢をつくる酢酸菌などは、人間にとって素晴らしいものをつくってくれるのだから善玉菌である。他にも鰹節や味噌、醤油をつくる麹カビ、パンをつくるパン酵母、お酒をつくる酒酵母というように、ほんとうにたくさんの善玉微生物がいる。

善玉微生物は食べ物だけの話ではない。病気の治療に使われる抗生物質や汚れた水を浄化する菌もいれば、堆肥になって生ゴミを発酵させ、土にしてくれる菌もいる。このように人間の世界にプラスに働いてくれるさまざまな善玉菌が自然界には数多く存在するのである。

では、発酵食品とは何なのかというと、善玉菌が食品の原料に作用して、そこで増殖するときに人間に有益ないろいろな物質をつくり、それを食品に残してくれたのが発酵食品である。

たとえば、今、ここに牛乳がある。この牛乳をコップに入れて冷蔵庫にしまわないで、外に出しっぱなしにしておくと、空気中から腐敗菌が侵入してきて牛乳は腐る。もし、それを飲んでしまったら、食中毒にかかり大変なことになってしまう。

ところが、同じ牛乳でも、そこに乳酸菌を入れて発酵させると、ヨーグルトができる。それを食べたら食中毒を起こすどころか、美味しい上にとても体にいいものになっている。だから、腐敗と発酵というのは、天国と地獄ぐらいの差があるのである。

■発酵食品の特徴

ところで、発酵食品にはいくつもの特徴がある。そのひとつはこれまで述べたように保存力が高まること。次に栄養価が高まることだ。煮た大豆と糸引き納豆を比較してみよう。煮た大豆に比べ納豆は、ビタミンはなんと約一〇倍に、遊離アミノ酸は一八〇倍から三〇〇倍ぐらいになっているのである。他にも納豆には納豆キナーゼといって、血栓を溶解する血栓溶解酵素を持っていて、脳血栓の予防にも役立つことがわかっている。

さらに先ほどご紹介したように、納豆には消化系酵素がたっぷり含まれているから、あまりかまずに飲み込んでしまっても心配はない。

また、発酵食品には、生きている発酵菌が多数生息している点も特徴だ。納豆の豆一粒には納豆菌がどれぐらい生きているかというと、だいたい一粒に一〇〇〇万匹もいる。一グラムあたりで換算してみると、だいたい一億匹になる。また、ヨーグルトには、一グラム中に二億五〇〇〇万匹もいる。なんともすごい数である！

話が少し横道にそれるが、微生物の大きさとは、どのぐらいかご存知だろうか？　大きいので一ミクロン。これは、一ミリメートルの一〇〇〇分一にあたる。普通の大きさのものは一ミリメートルの五〇〇〇分の一（〇・五ミクロン）ぐらい。もっと小さくなると一ミリメートルの一万分の一（〇・一ミクロン）である。これぐらい小さいと電子顕微鏡でしか見えないのだが、その小さな生き物の一匹、一匹に親からもらった遺伝子が入っていて、しかも子どもをつくる器官もあるのである。そんなに小さくても、食べ物を体の中に入れて分解して、それを栄養源にしてちゃんと排泄もするのだ。一ミリメートルの一万分の一の生き物でさえ、そういうことをやっているのである！

科学技術の発達で、人間は宇宙にまで行って帰ってくることができるようになった。マクロの世界は研究が非常に進んでいるが、一方でミクロの世界はまだ何もわかっていない。

また発酵食品は、独特のにおいと味を持っている。伊豆の新島《にいじま》のくさやや近江の鮒鮓《ふなずし》など、その猛烈なにおいはよく知られている。発酵した食品が共通して個性的なにおいを放つのは、発酵をつかさどる微生物の生理作用によるものだ。

においの強い発酵食品も多いが、発酵させるための微生物は強烈なにおいをつくるものばかりではなく、米を発酵させてつくる日本酒の馥郁《ふくいく》たる香りをはじめ、小麦粉を水で練ってから酵母で発酵させ、それを焼き上げたパンなども食欲を高める豊饒な香りである。また、においと同時に、味にも発酵の特徴があげられる。煮た大豆とそれを発酵した味噌や醤油のうま味の差は歴然としているし、牛乳とチーズなどを比べてみても、発酵前と発酵後のうま味には大きな違いがある。和食の食材におけるその代表例は、今から四〇〇〇年も前からつくられてきている鰹節《かつおぶし》ではないかと思う。鰹に糸状菌を繁殖させることで、うま味の主成分となるアミノ酸類やイノシン酸を蓄積させ、そこから美味しい出汁《だし》をとる文化は、和食の発展に大きく寄与してきた。

■世界一の発酵大国ニッポン

日本は世界一の発酵大国である。それはどうしてなのだろうか？
地球規模で発酵食品が多い地域をみてみると、主に東南アジアと東アジアである。ヨーロッパの発酵食品はチーズやヨーグルト、漬物のザワークラフトがあるくらいだけれども、アジアには非常に多くの発酵食品がある。とりわけアジアには、カビの発酵食品が多いという特徴がある。カビを使わないと日本酒はつくれないし、味噌、醤油、味醂《みりん》や甘酒、鰹節もできない。とにかく麹カビがないとできない。

しかし、ヨーロッパにカビがあまりいないのは、カビは湿度が高くないと生きることができないからである。ヨーロッパは乾燥した地中海性気候で、湿度が高くないので、カビがほとんどいないのである。それに対して日本は常に湿度の高い国なので、カビはたくさんいる。東南アジアもメコン川を中心にして、ラオス、タイ、ミャンマー、カンボジア、ベトナムといったところは湿度が高くて亜熱帯だから、発酵微生物はとても多く、従って発酵王国になったのである。

日本の平均年間降雨量は約一八〇〇ミリ。ヨーロッパの降雨量は年間八〇〇ミリから九〇〇ミリである。だから、ヨーロッパではカビで発酵させるような食品はカマンベールチーズ以外はないのだ。

一方、メコン川流域の東南アジアは、魚が沢山獲れる。その魚を保存しておくためには、発酵させるのがいちばんいい方法であるし、そうすることで栄養価が高まるので、獲ってきて発酵させ、野菜と煮たり炒めたりして食べることが多い。

そして、東アジアに目をやると、日本、韓国（朝鮮半島）、中国、台湾も亜熱帯の湿潤地であるので発酵食品が集中しているのである。

■「甘酒《あまざけ》」は夏の特効薬

ここで発酵食品の中からひとつ、甘酒を紹介しておきたい。甘酒は、和食の主人公である米に麹菌が増殖し、米麹ができる。その米麹に炊いたご飯を合わせて、そこにお湯を加えて温かいところに一晩置いておくとできる甘くて美味しい飲み物である。

この甘酒が甘いのは、米のデンプンが麹菌の糖化酵素で分解されてブドウ糖ができたためである。甘酒の成分を分析してみると、二〇パーセントがブドウ糖で、そのほかに、ビタミンB_1、B_2、B_6、パントテン酸、イノシトール、ビオチンなど、人が体を維持していくのに必要なビタミン類が非常に豊富に入っていて、天然のビタミンの宝庫なのだ。

今、巷ではビタミン剤やドリンク剤が大量に売られているが、人間の手では天然のビタミンは生合成できない。天然のビタミンはとても吸収がよく、しかも安定しているので人の手でつくる合成ビタミンよりもずっと優れているのである。この天然ビタミンが甘酒には実に豊富に含まれているのだ。甘酒にはどうしてそんなにビタミン類が多いのかというと、麹菌が増殖する時に、自分の生んだ子どもたちにビタミンを補給するためそれをつくり、米麹に置いていくので、それが甘酒に出てくるのである。

それだけではない。甘酒には必須アミノ酸が非常に多い。その理由は、米の表面はタンパク質だが、その表面に麹菌が増殖すると、麹菌のつくったプロテアーゼというタンパク質分解酵素が米のタンパク質を分解し、アミノ酸にしてしまうからである。

こうしてみると、ブドウ糖、ビタミン、そしてアミノ酸と、甘酒には大切な栄養素がみんな入っている。「酒」と名がつくけれど、アルコール分は一切含まれていないし、甘くて美味しいので、子どもでも病人でも飲める、素晴らしい滋養飲料なのである。

ところで、江戸時代後期の嘉永六年（一八五三）に『守貞漫稿《もりさだまんこう》』という書物が世に出ている。喜多川守貞という絵師が、庶民の生活を漫画風にスケッチして、簡単な説明文を加えたものだ。この中に「甘酒売り」という箇所がある。それによると「江戸京坂では夏になると甘酒売りが市中に出てくる。一碗四文也」と書かれている。当時の江戸や京都、大坂といった大きな町には、夏になると甘酒売りが出てきて、一杯四文で売っていた、ということだ。しかし、甘酒といえば、寒い冬にフーフー息を吹きかけながら飲むような印象があるのになぜ夏？　と疑問に思ったので、私は当時の時代背景を調べてみた。するとこの時代の平均寿命は四六歳ぐらいで非常に短命だった。平均寿命が短いのは、乳幼児の死亡率が高かったためとも思われるが、それにしても短いことには驚かされる。そこで、学生たちの協力（田舎に帰省した際に、近くの古寺に行って江戸時代の墓石に刻まれている死亡年月日を調べてくる）を得て、当時の人たちがいつ亡くなっているか、調べてもらった。すると、死亡者が圧倒的に多いのは夏場の七、八、九月の三ヵ月間であることがわかった。冬の寒さは暖を取ってしのぐことはできても、今のように扇風機もクーラーもないわけだから、夏の暑さには耐えられない。せいぜいうちわを持っているのがいいぐらいで、薬があるわけでもお医者さんがたくさんいるわけでもないし、熱中症だからといって救急車が来て助けてくれるわけでもない。そんな状況で生活していれば、老人や病弱な人が夏を越すのは大変だったのだろう。

そういう夏の季節に、町に甘酒屋が出てくる。「暑くてダメだ」という時に、甘酒を飲む。それで元気になれる。何しろ、甘酒はビタミン溶液であり、活力源である総合アミノ酸の溶液であり、そしてエネルギー源のブドウ糖がたっぷり含まれている、まさに魔法のような飲み物なのである。

たとえば今日でも、手術したばかりで食事がとれないような時には、ブドウ糖や総合ビタミン液、総合アミノ酸液を点滴する。つまり、江戸時代の甘酒は、現在の点滴に当たるわけだ。

もし、お手元に『季語辞典』があったら、「甘酒」の季節を調べてみていただきたい。甘酒は今でも「夏」の季語となっている。夏の栄養補給に甘酒が飲まれていたことは、実に理にかなったことなのである。それを飲んで暑い夏を元気に乗り切ろうとした先人の知恵には、驚嘆せざるをえない。

東北うまいもの・ひと口紀行……岩手県

〈特色〉蕎麦とウニに舌鼓を打つ

岩手県は北海道に次いで、最も広い面積を有する県です。昔は南部藩の城下町として栄えた県庁所在地の盛岡市は、今も東北を代表する都市のひとつで、わんこ蕎麦や冷麺といった名物があり、多くの観光客に親しまれています。

私が岩手県の名物としてまずあげたいのは「蕎麦」です。「蕎麦なんて、どこにでもあるじゃないの」という声が聞こえてきそうですが、岩手県の蕎麦は格別に美味しいのです。

岩手県の中央部に位置する内陸の二戸市のあたりは、日本有数の雑穀文化圏で、蕎麦、ひえ、あわ、トチの実などの雑穀の生産が盛んです。ひえ餅やあわ餅といった食べ物が多く、素朴な味が残っているところという意味で実に東北らしい地域です。雑穀料理の原点は、野生のものを採ってきて食べること。岩手県にはその伝統と歴史があります。

そして、もうひとつ、忘れてはならないのが三陸の海産物。三陸は、非常に複雑な地形で、岩や岩礁があったりするところです。そこにへばりついているのがウニやアワビです。特にウニのうまさといったら格別。ウニといえば北海道と思っている人が多いでしょうが、三陸のウニもなかなかのものです。美味しい蕎麦とウニに舌鼓。それが岩手県です。

●二戸の名人がつくる〝つなぎなし〟の蕎麦

雑穀文化圏の中心、二戸市の蕎麦。蕎麦は雑穀のひとつですから、岩手県の名物としてもっと多くの人にその素朴な美味しさを知ってもらいたいですね。

とくに私が忘れられないのは、二戸の駅の裏側にある小さな公民館。その公民館に有名なおばあさんがいます。雑穀料理のソムリエとも、蕎麦打ちの人間国宝ともいうべき存在で、彼女が打ってくれる蕎麦は、つなぎを一切使っていません。正真正銘の蕎麦粉一〇〇パーセントです。蕎麦打ちというのは力が必要で、また、感覚が研ぎ澄まされていないと美味しい蕎麦は打てません。そのおばあさんの蕎麦はあまりに素晴らしいので、私はそのまま生醤油をかけてツルツルッといってしまいます。それだけで充分に美味しいのです。

あるいは、蕎麦に大根おろしをかけて、その上から醤油をかけて食べる。それを口の中に入れて噛むと、まず鼻から蕎麦の素朴

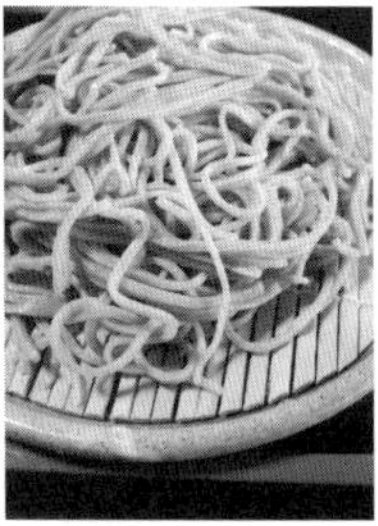

岩手県の雑穀料理の代表
蕎麦

な香りが抜けてきて、口の中にはモソモソ感とシコシコ感の両方がある。それがまた何ともいえないのです。ですから、岩手県といったら蕎麦だ、という人は、グルメの中にはけっこう多いのです。

●陸前高田は「ウニ」天国

今から三〇年も前の話になりますが、今回の震災で甚大な被害を受けた陸前高田に行った時のことです。そこに「酔仙」という造り酒屋さんがありました。ここは今回、かろうじて残った人たちが再建していると聞いてホッとしましたが——当時、「酔仙」の酒蔵に行って、社長や社員さんみんなで宴会になりました。そうしたら「先生、ウニ食うべか？」と言うので「ウニ、大好きですよ」と答えると、「じゃ、待ってろ」と言って持ってきてくれたのが、びっくり仰天、どんぶり一つにウニがてんこ盛り！「ほれ、これ食ってけらしょ（食べてください）」なんて言われたものですから、どんぶりから少し取って食べようとしたら「うんだ

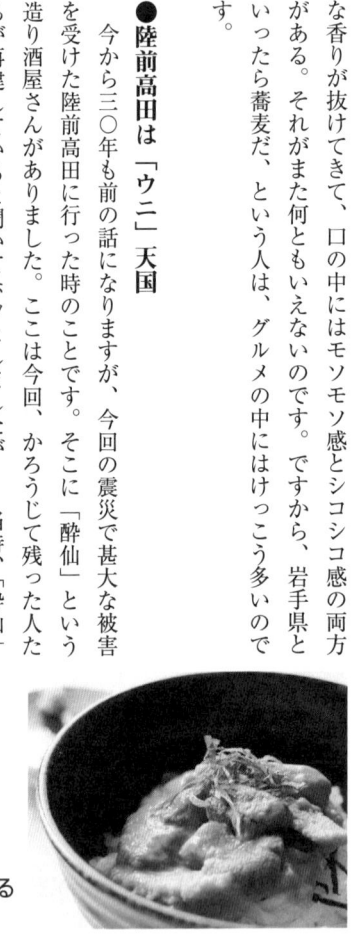

春から秋にかけて楽しめるウニ

ね、うんだね（そうじゃない、そうじゃない）、どんぶり持ってかっけべ（かっこめ）」なんて言う。驚いて「これ全部、私の分？」と聞くと「うんだ、うんだ（そうだ、そうだ）」と答える。いやあ、自他共に認める「ウニスキー（ウニ好き）」の私としては、嬉しいのなんの。「ごっつあんです」とばかりに、ものすごい勢いで食べ始めたら、鼻の頭から口のまわりがベットリとウニだらけになりました。それぐらいむさぼり食べました。とにかく新鮮で甘い！　あまりにガツガツいただいたので、翌日、顔がウニのように黄色くなった……というのは冗談ですが。とにかくあんなに美味しくて新鮮なウニを思いきり食べたことはありませんでした。

震災以降、三陸の漁師さんたちや陸前高田のみなさんのことを考えると痛恨の極みですが、一日も早い復興を祈るばかりです。

[illegible]

第4章

和食の危機は国家存亡の危機

■急激な食生活の変化

戦後六十数年、日本人の食卓は急激に変化した。どのくらい変わったかと言うと、肉の消費量が四倍、油の消費量は五倍である。かつては「高タンパク低脂肪低カロリー」の食事をしていた日本人が「高タンパク高脂肪高カロリー」になってしまったのである。

これは本来モンゴロイドである日本人が、食の点では、アングロサクソンの日本人になってしまったということだ。

私は「食と民族」を主なテーマにして、世界中の食を見てきた。けれども、この日本ほど急激に食生活が変わった国は見たことがない。日本人の食事が変わった結果、さまざまな新たな現象が生まれている。そのひとつが、今までになかったような病気がどんどん出てきていることだ。

それぞれの民族には、その民族の「遺伝子」というものがある。つまり、日本人が有史以来、どんな生活をしてきたか、その生活環境の中で、どのような食べ物を摂ってきたかということが、長い時間をかけて遺伝子に組み込まれてきた。これは長年を経て育まれてきたものであるから、日本人の食事が戦後六十数年で急激に変わったからといって、そんな短期間に遺伝子は変わらない。あとで詳しく触れるが、肉の食べ過ぎは直腸ガンにつながる可能性が高く、それから、すぐカッとなってキレやすい人が増えているのも日本人の食べ物の変化と無関係ではない。和食がどんどん食卓から減ってきているのと犯罪件数の増加には、逆の相関関係が認められるのである。

では、いったいどうしてこんなことが起こっているのだろうか。私は、食事の変化に大きな原因があると思う。食生活というものは、その民族の体だけでなく心まで変えてしまう。そういうことを日本人は考えないで、安易に何でも欧米化へと流れてしまった。戦後、アメリカは日本に自国の農産物を売りつけ、それを日本人が受け入れてきた。こうして食事の欧米化は加速され、さらには食べ物だけでなく、同時にアメリカから入ってきたスーパーマーケットやコンビニエンスストアといったものの出現により、日本人の生活方式まで変えてしまったのである。

江戸時代、貝原益軒《かいばらえきけん》は『養生訓』の中にこんなことを書いている。

「飲む水や食べ物はよく選べ。それによっては人の天性まで変わるのだから」

益軒のいう「天性」とは、親から受け継いだ性質という意味である。つまり、口から入る水や食べ物は、親から受け継いだ性質まで変えてしまうのだから、よく選びなさい、ということだ。このことは、もっと広義に解釈すると、食べ物の激変は民族の性格をも変えてしまうということに通じるのであるから、とても重要なことである。今こそ日本人は、この言葉を思い出すべき時ではないだろうか。

■ スーパーマーケットの功罪

私は研究や取材、講演などで、日本全国はもちろん、世界各国を旅する機会が多い。羽田空港から札幌行きの飛行機に乗って、山形県と宮城県の間の蔵王の上空を飛んでいると、右側には太平洋が見えて、左側には日本海が見渡せる。日本は小さな島国である。そんな狭い島国において、日本人は近隣の人たちと助け合いながら生きてきた。たとえば、買い物をするにも、お店の人といろいろな会話をしながら買うのが当たり前だった。私も子どもの頃、おつかいを頼まれると、八百屋のおばさんや魚屋のおじさんが「ター坊、今日は何を買いにきたんだ?」と声をかけてくれて「ター坊の父ちゃんはこれが好きだから、あげっから持ってぎな」とサービスしてくれたりしたものだった。

こんな国に、アメリカからスーパーマーケットが入ってきた。確かに、一ヵ所で何でも揃うのは便利かもしれない。しかし、必要なものをカゴに入れてレジに持っていき、ほとんど会話もなくお金だけ払って帰ってくる。確かに、一年中いつでも食べたいものが手に入るのはいいことなのかもしれないが、そのために季節感は薄れ、味や値段まで均一化され、今では食べ物の「旬」という概念すら忘れ去られてしまいがちなことは残念でならない。そもそもスーパーマーケットは、アメリカのような広大な国土を持った車社会の中で成立する流通形態であると思う。

一九六〇年代から、狭い日本の町にスーパーマーケットができ始め、それまでの日本人の流通形態が変わった。そして、気がついたら、郊外の大型スーパーにみんなお客さんを取られ、昔ながらの小さな魚屋さんや酒屋さんは次々と廃業してしまった。その結果、町にはシャッター通りができ、地方に行くとあまりにもそれが目に付き、やりきれない思いになる。

こうして薄暗い人通りのない商店街を次の世代の子どもたちに残していく結果になった。

日本の食の問題を語る時、流通の変化は重要な意味を持っている。たとえば、青森県の漁村の漁師の若い奥さんは、村にスーパーマーケットができたといって喜んでそこに買い物に行く。そこで売られている調理済みの魚を買ってきて、料理し、またスーパーで魚弁当を買ってきて、それを漁に出る主人に持って行かせるといった、笑えない話もあり、これは本当に地方まで変わってしまったなあとつくづく思う。この日本の流通形態の変化も、和食の衰退と無関係ではない。

■沖縄の危機

日本は現在、世界一の長寿国だ。しかし、戦後六〇年以上を経て、私たちの食生活は大きく変化し、食卓からはどんどん和食が消えていった。そのことに私は大きな危機感を持っている。

その縮図のような状態に陥っているのが、沖縄県である。ご存知のように、沖縄県はもともと長寿県だった。それは温暖な気候とともに「薬食同源」、これは中国の「医食同源」と同じ意味であるが、食べ物は薬なんだから、体にいい食べ物を選びなさいという考え方にのっとった生活の教えなのである。

ところが、昭和二〇年の敗戦で、アメリカに統治された結果、沖縄の人たちの食生活は一変した。沖縄にアメリカ軍の基地ができ、アメリカ人がたくさん入ってきて、アメリカ本土と同じように安い肉がたくさん町に出まわるようになったのだ。

沖縄の名物に「ラフティ」という料理がある。これは豚の角煮のことだが、今、八〇歳以上のおばあたちは、ラフティの正しいつくり方を知っている。豚の三枚肉の余分な脂《あぶら》を除き、それをまず茹で豚にする。茹でた汁は捨てずに塩を加えて豚の耳を刻んで入れて「ミミガー汁」というスープにする。そして、茹で豚のほうは適当な大きさに切って、沖縄の黒糖と泡盛で二日間ぐらいコトコト煮込む。これが本物のラフティである。ラフティを上から触ると、ぷるるんと弾力があり、上のほうはきれいなべっ甲色をしている。それはほぼ全部がコラーゲンとゼラチンだからで、脂はほとんどない。

今、沖縄の土産物屋で売っている袋入りのラフティを買ってきて、開封して鍋に入れようとすると、まず脂がドロドロと流れるようにして出てくる。これは本当のラフティではなく、「薬食同源」とはほど遠いものだ。

そもそも、なぜラフティが沖縄で食べられてきたか。沖縄には「泡盛」という焼酎があり、アルコール度数が強い酒である。昔はアルコール度数が五〇度近くあったが、こんなに強い酒を飲んでいたのでは、胃潰瘍になってしまいそうだ。

ところが、きちんと脂を抜きながら作ったラフティを、酒を飲む前に食べると、ラフティのゼラチンが胃壁の表面をコーティングしてくれるので、胃を強いアルコールから保護する役割をしてくれるのである。このことは沖縄の「薬食同源」のほんの一例にすぎず、こういった素晴らしい知恵を沢山持っていたのだ。

■平均寿命の急降下

ところが、戦後、安価な肉やアメリカの食品が急激に、しかも大量に沖縄に入ってきた。それによって本当に沖縄の料理は変わってしまった。今、「おばあ、これでチャンプルつくって」とゴーヤ（ニガウリ）を持って行くと、「いいよ、つくってあげるさぁー」と言いながら、台所の足もとから缶詰を出してくるのだ。これは豚肉をペーストにして化学調味料で味付けし、発色剤で赤くし、防腐剤を加えたランチョンミートという

日本人男性の平均寿命の推移

1985年		1995年		2000年		2005年	
都道府県	平均寿命	都道府県	平均寿命	都道府県	平均寿命	都道府県	平均寿命
全　国	74.95	全　国	76.70	全　国	77.71	全　国	78.79
沖　縄	76.34	長　野	78.08	長　野	78.90	長　野	79.84
長　野	75.91	福　井	77.51	福　井	78.55	滋　賀	79.60
福　井	75.64	熊　本	77.31	奈　良	78.36	神奈川	79.52
香　川	75.61	沖　縄	77.22	熊　本	78.29	福　井	79.47
東　京	75.60	静　岡	77.22	神奈川	78.24	東　京	79.36
神奈川	75.59	神奈川	77.20	滋　賀	78.19	静　岡	79.35
岐　阜	75.53	岐　阜	77.17	京　都	78.15	京　都	79.34
静　岡	75.48	石　川	77.16	静　岡	78.15	石　川	79.26
愛　知	75.44	富　山	77.16	岐　阜	78.10	奈　良	79.25
京　都	75.39	奈　良	77.14	埼　玉	78.05	熊　本	79.22

日本人女性の平均寿命の推移

1985年		1995年		2000年		2005年	
都道府県	平均寿命	都道府県	平均寿命	都道府県	平均寿命	都道府県	平均寿命
全　国	80.75	全　国	83.22	全　国	84.62	全　国	85.75
沖　縄	83.70	沖　縄	85.08	沖　縄	86.01	沖　縄	86.88
島　根	81.60	熊　本	84.39	福　井	85.39	島　根	86.57
熊　本	81.47	島　根	84.03	長　野	85.31	熊　本	86.54
静　岡	81.37	長　野	83.89	熊　本	85.30	岡　山	86.49
岡　山	81.31	富　山	83.86	島　根	85.30	長　野	86.48
香　川	81.28	岡　山	83.81	岡　山	85.25	石　川	86.46
神奈川	81.22	静　岡	83.70	富　山	85.24	富　山	86.32
山　口	81.16	山　梨	83.67	山　梨	85.21	鳥　取	86.27
長　野	81.13	広　島	83.66	新　潟	85.19	新　潟	86.27
鳥　取	81.11	宮　崎	83.66	石　川	85.18	広　島	86.27

（単位は年。厚生労働省ホームページを参照し作成）

肉の缶詰だ。この缶詰は、今ならたいていどこの沖縄の家にも置いてある。

ゴーヤを切って、ランチョンミートを加えて炒め、そこに生卵を溶いたものを上からかけてとじる。これで終わり。このチャンプルをパンに挟んで子どもたちが学校に持っていく。大人たちはそれを食べながら、コーヒーをすっている。これでは薬食同源なんてふっ飛んでしまっている。

こういう食生活を送っていく間に、沖縄県の平均寿命は下がっていった。県別の平均寿命のデータをみると、沖縄県は一九八五年までは男女とも全国で一位だった（一〇一頁の表参照）。ところが、一九九五年のデータでは、女性は変わらず一位だが、男性は四位に、そして、二〇〇五年には、男性はとうとうトップ10から姿を消してしまった。

さらに厚生労働省が発表した二〇〇五年の「平均余命」のデータでは、六五歳、七五歳の人の平均余命は全国一長いのに、四〇歳の人では二〇位、二〇歳では二六位まで下がっているのである。平均余命の低下の意味は、お年寄りではなく、若い人が亡くなっているということで、お年寄りが亡くなっても、平均余命はそう変わらないからだ。

この結果から、沖縄では働き盛りの人や若い人の死亡率が高くなっているということ

主な年齢の日本人男性の平均余命

20歳		40歳		65歳		75歳	
都道府県	平均余命	都道府県	平均余命	都道府県	平均余命	都道府県	平均余命
全　国	59.31	全　国	40.08	全　国	18.33	全　国	11.27
長　野	60.33	長　野	41.18	沖　縄	19.16	沖　縄	12.22
滋　賀	60.10	滋　賀	40.77	長　野	19.13	東　京	11.73
神奈川	60.03	福　井	40.70	熊　本	18.82	長　野	11.70
福　井	59.98	神奈川	40.66	東　京	18.72	山　梨	11.61
静　岡	59.84	奈　良	40.62	山　梨	18.68	熊　本	11.56
東　京	59.84	静　岡	40.61	神奈川	18.67	神奈川	11.54
京　都	59.83	熊　本	40.54	岡　山	18.65	広　島	11.47
石　川	59.76	岡　山	40.54	大　分	18.64	静　岡	11.47
奈　良	59.76	京　都	40.50	静　岡	18.58	島　根	11.45
熊　本	59.71	石　川	40.46	宮　崎	18.58	香　川	11.43
岡　山	59.71	東　京	40.46	香　川	18.56	宮　崎	11.41
岐　阜	59.59	富　山	40.40	広　島	18.55	大　分	11.41
富　山	59.57	香　川	40.40	福　井	18.53	岡　山	11.40
愛　知	59.57	岐　阜	40.36	島　根	18.52	富　山	11.37
埼　玉	59.56	大　分	40.32	石　川	18.51	石　川	11.36
広　島	59.55	山　梨	40.32	京　都	18.47	北海道	11.35
香　川	59.50	広　島	40.29	滋　賀	18.45	京　都	11.34
大　分	59.50	埼　玉	40.27	奈　良	18.44	高　知	11.33
山　梨	59.45	愛　知	40.26	富　山	18.42	群　馬	11.28
千　葉	59.44	沖　縄	40.22	新　潟	18.40	佐　賀	11.28
三　重	59.37	千　葉	40.21	千　葉	18.36	新　潟	11.27
群　馬	59.29	三　重	40.19	岐　阜	18.34	福　岡	11.26
新　潟	59.28	群　馬	40.14	群　馬	18.33	福　井	11.25
兵　庫	59.22	宮　崎	40.14	北海道	18.32	宮　城	11.23
宮　崎	59.20	新　潟	40.12	宮　城	18.30	奈　良	11.23
沖　縄	59.18	宮　城	40.05	愛　媛	18.29	鳥　取	11.23
宮　城	59.13	島　根	40.04	埼　玉	18.26	千　葉	11.23
山　形	59.10	兵　庫	40.00	高　知	18.24	兵　庫	11.22
島　根	59.08	山　形	39.99	兵　庫	18.24	愛　媛	11.22
茨　城	58.87	北海道	39.82	山　形	18.22	岐　阜	11.20

（2005年の値。単位は年。厚生労働省ホームページを参照し作成）

がわかるのである。その最大の原因が、食生活の激変によるものだということが、多くの研究によってわかってきた。モンゴロイドとして、長い間和食を食べてきた民族が、戦後いきなりアメリカ人の食事をするようになって、遺伝子が反応しきれないので、体と心に変調をきたしてしまったのである。かつて低タンパク低脂肪低カロリーの食事をしてきた日本人が、アングロサクソンのような食事を、しかも戦後の短期間で急激に進行したのでは体と心にとって、いいわけがない。たったの六十数年という短期間のうちに民族の食生活をこんなに激変させたのは、日本ぐらいしかないのだ。これは、人類の実験台になっているようなものであり、そして、その縮図が沖縄県であるという悲劇なのである。

■奄美大島に見る理想的な食生活

実は戦後、アメリカに統治されたのは沖縄だけではない。鹿児島県の奄美大島も昭和二〇年にアメリカに統治された。アメリカの考えは、沖縄の基地が万が一攻撃された場合、もう一つ基地がないと極東を守れない。だから、奄美大島に基地をつくり、それを抑止力にしようとするものだった。しかし、奄美ではそうすんなりと基地化はすすまず、結局アメリカが断念し、昭和二四年には仮返還された。だから、沖縄と違って、奄美大島にはアメリカ文化はまったく流入してこなかったのである。

そういう経緯があった奄美大島だが、現在は徳之島と並んで世界一の長寿エリアである。二〇〇九年、鹿児島大学主催の離島シンポジウムがあり、参加してきた。医学部の先生方による奄美大島や徳之島のお年寄りの健康調査や農学部の先生方が食生活を調査した結果が発表された。その結果を見て、私は驚きを禁じ得なかった。奄美大島の人たちは、おおよそ昭和三六年の食生活を大切に守りながらそのまま続けて今に至っているのである。

どのようなものを食べているのかという調査では、まず、野菜と果物をたくさん食べている。温かい土地なので豊富にとれるのだ。それに海草類。奄美大島や徳之島は、もずくの日本有数の供給地だ。それから周囲は海に囲まれているので、魚をよく食べる。豚肉は何か行事のあるハレの日だけは食べるが、大半は魚である。また、豆もよく食べるし、鹿児島県だから、サツマイモもよく食べる。このような食生活を続けてきたおかげで、奄美大島は、世界の中でも特に老人の持病率が低く、平均寿命が高いことがわかった。これはやはり、食生活によるものであろう。

一方の沖縄はアメリカの影響を受けて、食生活が大きく変わってしまった。一人あたりの肉の消費量は昭和二〇年から現在に至るまで、日本で一位である。

この状況は沖縄だけの問題ではない。沖縄県ほど極端ではないにせよ、日本では全国的に和食がどんどん減ってきて、食の欧米化が進んでいる。それが肉の消費量が四倍、油の消費量が五倍というデータになって表れていて、昔なかった生活習慣病やアレルギーなどの症例がみられるようになった。

■肉の食べ方を知らない日本人

私は「日本人は肉を食うな」などと言う気は毛頭ない。しかし、日本人は肉を食べてきた歴史がないので、正しい肉の食べ方を知らない。そこが問題なのである。

肉はタンパク質が豊富な食品だが、それは日本人が食べてきた豆や魚のタンパク質と構造は少し違う。その肉のタンパク質は胃袋で分解されてアミノ酸になる。これが腸にいくと、腸内にいる悪玉菌がアミノ酸に作用し、酸化させる。その酸化が進むと、発ガン性物質であるニトロ化合物になってしまうのである。そのため、肉ばかり大量に食べている人は直腸ガンなど腸のガンになりやすいということがわかっている。

しかし、それを防ぐ方法がないわけではない。ヨーグルトを食べることと、野菜をたくさん食べることだ。ヨーグルトには多くの善玉菌が入っている。腸内でアミノ酸を酸化させる悪玉菌を、ヨーグルトの善玉菌がやっつけてくれるのだ。また、野菜の繊維質が悪玉菌を吸い寄せ、一緒に体外に排出してくれる。だから、中国、韓国、そしてヨーロッパでもアメリカでも、肉を食べるときは必ず野菜、果物、ヨーグルトを食べ、牛乳を飲む。お隣の韓国なら、肉をサラダ菜に包んで食べたり、野菜をナムルにして食べたりしている。

それに比べて日本はどうだろうか。子どもたちは「野菜嫌い」で、肉と一緒に野菜や果物、牛乳やヨーグルトを食べることの重要性を知らない。もっとも、多くの親もそんなことを知らないし、教わりもしなかった。

こんな食べ方をしていれば、大腸ガンが増えるのは当たり前で、現実に、以前は胃ガンが多かった日本では、肉の消費量が増えた今日、大腸ガンが急速に増えていることは周知のとおりだ。

ただし昔からわれわれ日本人には、肉の理想的な食べ方があって、それは、「すき焼き」である。すき焼きに入れる白菜、春菊、ゴボウ、豆腐、糸コンニャクとくれば、繊維質の食材ばかりで、すき焼きをすると山のように繊維質をとることができる。

くり返すが、私は肉を食べるなと言っているわけではない。あくまでバランスよく食べることが重要で、今の日本人が肉を食べる時には、もっと野菜（繊維質）をとる必要があるということを言いたいだけなのである。

■肉食は骨を弱くする

なぜ肉ばかり食べるとよくないのだろうか。それは、野菜や果物は、腸内で肉のアミノ酸が酸化されるのを防ぐ中和剤となってくれるからで、それがないと、血液が酸化する「アシドーシス」という症状になってしまう。

人間の正常な血液のpH（水素イオン指数。酸性・アルカリ性の程度を表す）は七・〇で、ほとんど中性であるが、このアシドーシスになると酸性に傾いてしまうのだ。すると、いろいろな病気、たとえば糖尿病などに移行しやすくなることがわかっている。

人間の体はとても精巧にできていて、体がおかしくなると、何とか自分で治そうという働きが起こる。アシドーシスになった場合、アルカリ性の中和剤が必要となり、自分の体の一部からアルカリ分を調達して補おうとする。その結果、骨の結合組織の役目を持っているカルシウムが溶け出して、中和剤の役割を担うのだという。

子どもたちの骨が弱くなったといわれて久しいが、その原因には肉の正しい食べ方を知らないということもあげられているのである。肉を食べるときは、野菜や海藻を食べてミネラルを充分にとることが必要なのである。

■深刻なミネラル不足

戦後六十数年で肉や油の消費量は急速に増えた。その一方で、急速に減ったのがミネラル（無機質）で、日本人のミネラルの摂取量は四分の一に減ったという報告が専門家によって発表されているほどだ。

ミネラルには、カルシウム、カリウム、マグネシウム、鉄、マンガン、亜鉛、銅、アルミニウム、ニッケル、ヨウ素、ナトリウム、リンなどがある。これらのミネラルが不足すると、体はもちろん、精神面にも問題が起こる可能性があるのだ。

先にお話ししたように、私たち日本人が食べてきた和食は、魚などの動物性タンパク質をのぞけば、ほとんどが植物だった。植物は、土の中に根を張って土に含まれているミネラルを吸い上げて生きている。窒素、リン酸、カリという植物の三大栄養素は、すべて土から得たものだ。植物を中心にした和食は、ミネラルが非常に豊富なので、その和食を食べなくなった日本人が、ミネラル不足に陥っていくのは当然のことなのである。

しかし問題はもっと複雑である。かつてはミネラルが豊富であった食材植物も、今ではミネラルがとても少なくなっているからである。たとえばその例をトマトで示してみよう。

今、スーパーで売っているトマトを買ってきて、水の中に入れてみてほしい。プカプカと浮いてくる。トマトはそんなに軽いものだっただろうか？　私が子どもの頃は、夏になると冷たい井戸水を大きなたらいに汲んで、その中にトマトやスイカを入れて冷やし、それをみんなで食べたものだ。当時のトマトはずっしりと重くて、水の中に沈んでいた記憶がある。味が濃くてよく熟れていて、とても美味しかった！　最近のトマトとは大違いである。それは、トマトがミネラルをたくさん含んで完熟していたからで、今はそういうトマトにはなかなかお目にかかれない。

当時のトマトはミネラル豊富な堆肥を使って育てていた。堆肥とは、有機物を発酵分解させて、残った無機物のことである。ところが、堆肥をつくるためには三年とか五年といった時間がかかる。そこで、そんな堆肥をつくるのは面倒くさいと、窒素、リン酸、カリという植物の三大栄養素を化学肥料で与える農業が中心になってしまった。手間のかからない化学肥料（窒素として硫酸アンモニア、リン酸とカリには燐酸カリウム）という白い粉を畑に撒く。これでは、それまで栄養たっぷりの堆肥で育っていたトマトも、栄養不足に陥り、その結果、ミネラルの少ない軽いトマトが育ってしまい、それを私たちが食べているわけである。これでは私たちがミネラル不足になるのも当たり前である。

■ミネラルが不足すると「キレやすくなる」

「キレる」という言葉はかつては褒め言葉だった。「あの人は切れ者だ」「頭がキレる」といえば、優秀な人や頭のいい人をさす言葉だった。ところが、現在の「キレる」という言葉は決して褒め言葉ではなく、「あの人は切れるから注意しろ」という言葉に使われてしまうほどだ。

日本人は「和をもって尊しとなす」というように、他人との調和を尊ぶおだやかな民族だった。しかし、いつの頃からか「キレた」人が起こす凶悪犯罪や、子が親や姉弟を傷つけたりするような事件が多発するようになった。

「キレる」とは、どういう状態なのだろうか。何か面白くないことがあると、怒って興奮する。興奮すると、アドレナリンという興奮ホルモンが副腎髄質というところから出てきて、感情が抑制できなくなる。アドレナリンが出てくると、顔が真っ赤になり、脳にはとても強いプレッシャーがかかる。それを抑える役割をしていたのが、実はミネラルなのである。最近の研究で、こういった「キレる」という心理状態とミネラルとの関係がわかってきた。だから、キレやすい日本人が増えたということは、ストレス社会になってきたことと、ミネラル不足の人があまりにも多くなってしまったということのあらわれなのである。

平成二一（二〇〇九）年一二月一日付の朝日、読売、毎日の三大新聞一面に驚くべき記事が掲載された。それは、日本の小中高校生の暴力事件のデータを取り上げたもので、なんと暴力事件が年間六万件もあるというのだ。

六万件のうち、一万八〇〇〇件ぐらいは学校のガラス窓を割ったとか、校舎に落書きしたとかいう器物破損である。三万三〇〇〇件ぐらいは生徒間の暴力、そして九〇〇〇件は生徒の先生に対する暴力だというのだから、驚きである。私の世代には生徒が先生へ暴力をふるうなど考えられなかった。私も相当なやんちゃ坊主で、小学生の頃から先生にはよく叱られて、ゴツンと殴られていた。それで家に帰って、父親に「おまえまた、何をしたんだ？」と聞かれ「先生に殴られた」と答えると「どうして殴られたんだ？」と理由を問われ「これこれこうで……」と説明すると、「それは殴られて当たり前だ」と、もう一発父親に殴られる。それで右にも左にもたんこぶをつくって……なんてことが日常茶飯事だった。

今は、体罰は禁止されているから先生が生徒を殴るようなことはない。しかし逆に、生徒が先生に暴力をふるうというのだからこれは異常なことであり、信じがたいことである。ミネラル摂取量の減少が、日本人をキレやすくしてしまっているとしたら、これは由々しき問題である。

■「セックス・ミネラル」

最近、「不妊治療」の問題を頻繁にマスコミが取り上げている。結婚しても赤ちゃんを授かれないご夫婦。男性側に問題がある場合、それはミネラル不足も原因のひとつではないかということがこのところいわれてきている。

「草食系男子」や「弁当男子」など、男性の女性化がいわれて久しいが、それをまるで裏づけるかのように、日本の若い男性の精液に赤信号がともっている。

外国人の若者の精液を調べると、一ccあたり平均一億一七〇〇万匹の精子がいるそうだが、日本の若者の精液には、一ccあたり八七〇〇万匹しかいないという報告もあるという。実に二五パーセント以上少ない。

その原因はミネラル不足にあるのではないか、といわれている。たとえば亜鉛は、「セックス・ミネラル」といわれていて、精子をつくるために重要な役割を果たす。それが少なくなれば、精子が少なくなってしまう。少子化が叫ばれている昨今、次世代を担う子どもたちが生まれにくくなるというのは、日本の存亡にかかわる問題といっても過言ではないだろう。

このままでは、日本は危ない。そんなことを考えると、まずは和食の復権から、と私は真剣に叫びたいのである。

■食料という「外交カード」を持たない国

この本を手に取ってくださったみなさんは、日本の食料自給率がどれぐらいかご存じだろうか。最新の二〇一一年（平成二三年）の自給率は、三九パーセントで、ついに四〇パーセントを切ってしまった。つまり、日本人が食べているものの六割以上は外国から輸入されたものであるということだ。逆をいえば、この六割の食品がなければ日本人は飢えてしまうから、日本人の命は外国によって左右されているともいえるわけだ。

少々きつい言い方かもしれないが、私が常々、日本は独立国家であるけれども、食べ物に関しては従属国家じゃないかと言っているのは、それゆえである。

ちなみに、先進国の食料自給率をご紹介しておくと、イギリス七四パーセント、ドイツ八四パーセント。アメリカは一二八パーセント、フランス一二二パーセント、カナダ一四五パーセント、オーストラリア二三七パーセントである（二〇〇六年の数値）。日本の食料自給率だけが先進国の中でいかに低いかということがひしひしと感じられる数値だ。

日本の農家の就農平均年齢は六八歳で非常に高齢である。今後ますます後継者が減っていき、食料自給率がさらに下がる可能性は充分に考えられる。

命の糧《かて》である食料を輸入に頼った場合のデメリットは、食料供給国との関係が悪化した時どうするかということなどを含め、食料という「外交カード」を持たない国は非常に危険だということを国民は強く認識しておかなければならない。

また、輸入穀物の農薬禍や輸入食料品への抗生物質などの過剰添加の問題、数年前の毒入りギョーザ事件や狂牛病騒動など、輸入食品の安心・安全は保証できず、食料自給率が低くなればなるほど、さまざまな問題が膨れ上がっていくのである。

■小泉流「日本の農業を生き返らせる」ための提言

「日本の食料が危ない！」と危機感ばかりを煽るのは私の本意ではない。具体的に「日本の食料自給率を上げるためには、どうすればよいか」というのを私なりに考え、国にも提案している。

まずは農産物の流通システムを整備することである。国がどんなに農家に向かって「たくさん農産物をつくってください」と言ったところで、その農産物が売れなければ農家は立ちゆかない。タマネギをつくった、ニンジンをつくった。でも、それをどこに持っていけばよいのだろうか？　農協に持っていっても、生鮮食品を売るようなチャネルをあまり持っていないからすぐに売るのは難しい。となると、まずは、つくったものがきちんと売れるような流通システムを整備することが大切であろう。たとえば、地方自治体が農家から農産物を買い上げ、それを地元の学校給食や市場に売るなどすることにより、地産地消へすんなりと移行でき、さらに安心安全が保たれる。やはり食料自給率を上げるためには、根本から日本の農業システムを変える必要があるのだ。

次にマンパワーの問題である。現在の農家の就労平均年齢は六八歳、ほとんどお年寄りである。そのため、田畑は持っているけれどつくれない、いわゆる「耕作放置面積」が全国的に非常に広まっていて、三九万八〇〇〇ヘクタールにも及んでいる。これはわかりやすくいうと、埼玉県の面積とほぼ同じほどの広さである。それに加え、今度はＴＰＰという問題まで浮上してきている。ＴＰＰとは「環太平洋戦略的経済連携協定(Trans-Pacific Partnership)」のこと。太平洋周辺の幾つかの国々が参加して、例外規定を設けない関税なしの自由貿易圏をつくろうというものだ。

農林水産省の試算では、もし、日本がＴＰＰに参加したら、他国から安い農産物が大量に輸入され、日本の農家はほとんど廃業に追い込まれるという予想をしている。その場合、食料自給率は一〇パーセント前後にまで下がるというのだ。こうなったら、もう日本は終わりかもしれない。

私の考えでは、日本は早く道州制に踏み切るべきであろう。北海道州、東北州、関東州とか北陸州というふうにして、それぞれの州に農業の在り方を委ねる。今は何をするにも国や官公庁がダメだと言ったらダメなので、いくら素晴らしい農政があってもなかなか前に進めない。

　道州制になったら、まずどの州でも農家一軒一軒に対して「玉ネギを三〇トンつくってください」という契約をする。すると、農家は州が買ってくれるのだから安心して州から注文された農作物をつくることができる。州は農家から買った農産物を地元の学校給食や市場に卸す。そうすれば一〇〇パーセントの地産地消ができるのだ。今はコンピュータの時代だから、その州では年間どれぐらいのタマネギが消費されているかを割り出し、それを農家に割り当ててつくれば、つくりすぎも不足もなくなる。もちろん、タマネギだけではなく、すべての農産物も同じようにするのだ。

　州は州民の税金で農産物を買うが、それを地元に売るので、州にはお金が戻ってくる。だから、誰も自分の腹を痛めることなく地産地消ができる。農家には必ずお金が入ってくるようになるので、農家の経済状態も安定し、そうなれば、若者も農家に戻ってくるようになるのではないだろうか。

■徴農制度のすすめ

私がもう一つ唱えているのは、徴兵制度でなく「徴農制度」の実施である。とにかく就農平均年齢は六八歳。若者たちは、もうこれ以上、高齢者に食べ物を頼ってはならない。そのため一八歳から二五歳までの若者を二年間、徴農制度で農業に従事させる。そして、自分たちの食べるものは自分たちでつくることを実践させるのである。日本の将来を担うのは若者たちだ。こういうことをやりながら日本の食料自給率を上げていく。自分たちの国であり、将来は自分の子どもたちを育てていく国なのだから、自分たちで食べる食料は自分たちでつくらなければならないのだ。高校生も大学生も、この期間は単位制にしたり、就職している社会人には、会社がこの期間給料を支払い、それを州が保証する。こういうふうにして社会全体でこの制度をバックアップしていく。このようにして、徴農制度を実施するのである。そうすれば、いかに農業が大切であるかを実感し、自分たちの食への関心も高くなることは間違いない。その上、農家の高齢化現象の解消にも役立つ。そして、この制度を通して、作物をつくって育てるという農業の素晴らしさ、楽しさを知った若者が、将来の日本の農業を背負っていってくれることが期待できるのである。ここに、平成二三年九月九日付『全国農業新聞』に私が寄せた「『徴農制』のすすめ」を紹介しておく。

日本の食料自給率はカロリーベースで今や三九パーセントになってしまった。単純に言えば日本人の命は海外が握っていると言うこともできる。日本は立派な独立国家であるが、食料に関して言えば従属国家のようなものである。また、食料は単に「食べもの」として考えるだけでなく、ある意味では「兵器」のようなものである。これが無いと国民は生命を守れないし、国の外交も弱くなる。

さらに、農業の現場は大きく衰弱している。専業的な農業者の平均年齢は既に六八歳にも達し、全国に広がった耕作放棄面積は三九万八千ヘクタール（ほぼ埼玉県の面積に匹敵）で、とても深刻な状況にある。

また、海外にこれだけ食料を委ねるのであるから、食の安全や安心という食生活の基本原点は保証さえ難しくなる。輸入食料に様々な農薬や抗生物質がかなり入っていても、背に腹は替えられず、文句を言わずに食べなくてはならないからだ。

こう考えると、これからの日本農業は一日も早く食料自給率を上げ、将来に向け農業基盤を盤石なものに構築していく必要がある。そのためには若い人たちの力は絶対不可欠になろう。それは今の農業生産力から見て当然のことで、そのためには現行の教育法を抜本的に改正し、若い人たちが義務として一定期間農業に就き、農産物の生産に携わる、いわゆる「徴農制」の必要性を筆者は以前から提唱してきた。

日本は憲法によって戦争を放棄し、平和な国であるのだから、徴兵制などあるはずがない。しかし、この国の食料自給率がどんどん低下している今こそ、若者たちは自分たちの手で食や農からこの国を建て直すことはとても大切なことである。

若い人たちにとって日本は自分たちの国であり、これから自分たちが生きて行く国なのであるから、年をとった人たちにこれ以上頼るのではなく、自分たちが食べるものを自分たちの手で培うのは当然のことなのである。

例えば、社会がバックアップする形で、一八歳から二五歳までの間の二年間を農業奉仕するシステムをつくり、実施に向けての細かいことはこれから急ぎ検討して、この国を再生する若者を育てるべきである。

（『全国農業新聞』二〇一一年九月九日付より）

東北うまいもの・ひと口紀行……山形県

〈特色〉米と魚をもたらす母なる最上川

山形県の人にとっては、最上川は「母なる川」です。最上川を中心とした川の食文化が発達し、水田が育まれました。米沢などという地名があるぐらいですから、田んぼがとても多いところです。

それに、最上川から獲れる川魚の料理。つまり、最上川によってもたらされる豊かな水によって、米の文化と川魚の文化が発達したというわけです。

一方、日本海にも面しているので、海の魚も豊富です。山形の海は、羽黒山と鳥海山の稜線が落ちたところにあたるので、非常に地形が複雑で、魚がたくさん獲れる漁場でもあります。鱈《たら》も美味しいし、イワガキも有名です。

日本海の海産文化と最上川を中心とした米、川魚文化が発達した、それが山形県の食文化の特徴です。

●上杉鷹山が推奨した米沢の「鯉料理」

関ヶ原の合戦の翌年、会津の上杉家は米沢に減封され、以後、明治維新までこの地に定住します。破綻寸前だった上杉家の財政を建て直したことで有名な上杉家九代藩主・鷹山《ようざん》は、福島県の相馬の殿様に鯉《こい》の稚魚を送ってくれるように頼みます。そして、送られてきた鯉を米沢城の壕で育てました。これが「米沢鯉」の始まりだといわれています。

米沢は内陸に位置しているので、水産資源が乏しく、冬場の栄養不足は深刻でした。そこで鷹山は鯉の養殖を推奨し、家臣の屋敷に池を掘って鯉を放ち、農民たちの水田にも鯉を放ちました。これは素晴らしいアイデアでした。

田んぼに放たれた鯉は草を食べるので、草取りをする必要がなくなります。しかも、鯉が糞《ふん》をするので、それが米の肥料になるわけです。それで、とても質のいい米ができるようになりました。

山形といえば米沢牛が有名ですが、牛の糞尿の堆肥を米の栄養源にまいて高収穫を上げてきました。この牛肉を使った名物の「芋煮会」は昔から今日まで続いています。

鯉に話を戻しますと、鯉が大きくなると、米沢の真ん中を流れる最上川の中に竹のいけすをつくって、その中で半年間ぐらい泳がせます。すると、鯉はすっかり泥を吐きます。泥を吐いた鯉を料理して、米沢名物・鯉料理が誕生したわけです。まず、鯉のあらい（刺身）の美味いこと！　薄く切ったのを氷の上にのせて、キュッとしまってチリチリになったのを、酢味噌につけて食べます。口の中に入れて噛むと、コリコリシャリシャリして、噛むほどに上品な甘みとうま味が出てきます。もちろん、まったく臭みはありません。

それからもうひとつ、米沢の鯉料理で美味しいのはうま煮です。甘露煮ともいいますね。鯉を筒切りにして、醤油と日本酒と味醂《みりん》と水飴を加えて煮つけたものですが、骨まで食べられるほどしっかり煮つけてあって、味がしみています。特に内臓あたりには脂が絡まっているし、身のほうも甘酸っぱくて実にうまい。

さらに鯉こくという鯉の味噌汁も昔からの名物です。ズズーッとすすると、ものすごく濃厚な汁が入ってきます。栄養も満点で、米沢では、女性が赤ちゃんを産むと、産後の肥立ち、母親の体力を回復させるために、必ず鯉こくを飲ませたといいます。

こういった鯉の伝統料理を味わえる名店もありますので、米沢に行ったら、ぜひ足を運んでみてください。「鯉の六十里」さんや「鯉の宮坂」さんはどちらもいいお店で、今もお互いにしのぎを削っています。

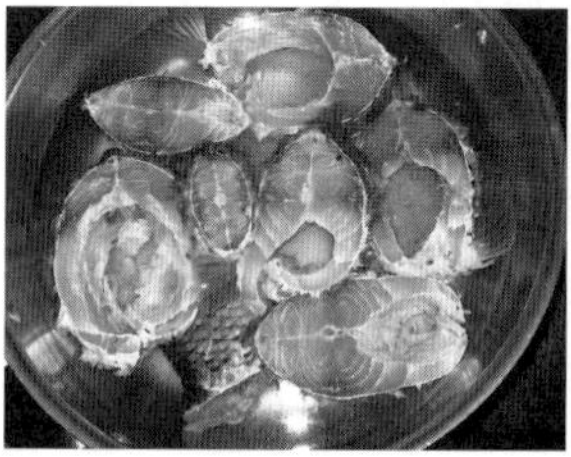
栄養満点、長く親しまれてきた山形の鯉

●「芋の子汁」里芋の美味しさを存分に引き出す

山形県の人たちは春はお花見、秋は河原で芋煮会を楽しみます。二〇万人もの人が集まる「日本一の芋煮会フェスティバル」は山形市で行なわれ、芋煮会を全国に知らしめるきっかけとなりました。しかし、元祖は芋煮会ではなく「芋の子汁」という料理。これを外で食べるようになったのが芋煮会です。

その名の通り、芋の子汁は、里芋を使います。「芋の子」の芋は里芋であって、決してジャガイモではありません。ちょうど里芋が収穫される初秋に、芋煮会は行なわれます。

里芋を使うほかには、とくに決まりはありません。山形市を中心にした永井や尾花沢、高畠、天童、米沢あたりは牛肉を使った醤油ベースが多く、酒田のほうは豚肉に味噌味というのが多いようです。

基本は里芋、肉、野菜やネギ、コンニャク、キノコを入れてグツグツ煮るのです。昔は松茸を入れていたという話もありますが、今ではエノキダケなどを入れています。

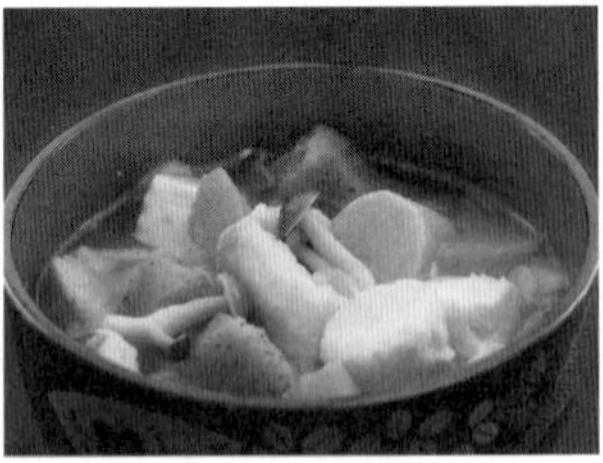

山形を代表する全国区の料理「芋の子汁」

なんといっても里芋が美味しく食べられるのがこの料理の魅力で、ちょっと大きめの里芋は切って入れますが、一口大ぐらいの里芋はそのままの大きさで入れて煮ます。

芋の子汁を食べようと口に入れると、里芋がツルッと口の中に吸い込まれ、噛むと、トロトロと口の中に溶けてきて、歯と歯の間にぬめりのような感じが出てきて、口の中いっぱいにそのぬめりが出ると、これがまた美味しい。そこに、里芋の甘みを吸った牛肉が入っていますから、肉のうま味も一緒になって、甘みとうま味がトロトロと出てくるのです。ご飯のおかずにもなり、とにかくダイナミックな和食なのであります。

第5章

幼き頃の「食体験」を語る

1. 幼少期――大自然の中の「風の子」

■故郷・福島への想い

私は福島県のいわき市の隣、小野新町《おのにいまち》（現在は小野町）という町の造り酒屋の家に生まれ育った。福島県とひとくくりにいうが、地域としては大きく「浜通り」「中通り」「会津」の三つのエリアに分けられ、それぞれに文化も違うし、そこに住む人たちの性格もそれぞれに違う。

「浜通り」は現在の福島県の東部、太平洋側にあたる。浜通りの人たちは、海に近いせいか明るくて、開けっぴろげで、愉快な連中が多い気がする。

「中通り」は福島県の中部に位置する一帯で、どちらかといえば、保守的でもあるが、明るさもあるという土地柄である。

最も西の内陸部にある「会津」は、昔からとても保守的で質実剛健の人が多いといわれている。

昔はそれぞれに磐城国《いわきのくに》、岩代国《いわしろのくに》、会津国《あいづのくに》と分かれていた三つの国が一つになって生まれたのが、福島県である。

私の故郷、小野新町は、中通りと浜通りの接点に近いところで、浜通り側に入ったところである。町の一番高い山は篁山《たかむらやま》といい、矢大臣ともいうのだが、海抜九〇〇メートルほどのその山が町のシンボルで、天気のいい日なら、頂上から太平洋がちらっと見えた。そういう所で生まれ、育ったのである。

■「左手に味噌、右手に身欠きニシン」——幼少期

中通りとはいっても、一番海側に近い町であったので、私は、子どもの頃から小名浜(今のいわき市小名浜)の魚ばかり食べていた。それがそもそも私の「魚食い」人生の始まりである。

小名浜は、昔から大衆魚の漁獲高の多いところで、イワシ、サンマ、サバという三大青魚が豊かに獲れるところだった。イワシは一年中、山のように獲れていたし、サンマは秋頃、サバもほぼ一年中獲れていた。それから、メヒカリなんていう魚もいて、今で

こそけっこう高くなったが、私が子どもの頃は食べる人などおらず、猫またぎと称して捨てるような魚だった。ところが今は、天ぷらにしてもから揚げにしても美味しいというので、人気となっている魚種である。また、これもあまり食べる人はいなかったのだが、ソコダラ（ドンコ）という口の大きな魚が獲れ、この魚は肝臓がカニ味噌のような味がして、とても美味であり、とにかく魚の豊かな地であった。

ところで二〇一一年三月一一日に未曾有の大地震が発生した三陸沖（岩手県から宮城県）と常磐沖（福島県と茨城県北部）は、世界的に有名な漁場で、南のほうからは暖流の黒潮が上がってきて、北の方からは親潮といって、寒流が下ってきて、ちょうどその二つの沖合いで潮同士がぶつかるために、暖流の魚と寒流の魚がたくさん集まっている。今回地震が起こったのは、まさにその世界有数の漁場だったのだ。

ともかく、近くにそのような素晴らしい漁場があったおかげで、私は小さいときから本当によく魚を食べた。だから子どもの頃のエピソードに、こんな話がある。

私は幼児の時から動きが早くて、ハイハイするようになったらもう目が離せない子どもだったという。目を離したすきに囲炉裏の中に頭を突っ込んで、熱湯をかぶるかもしれない……。周りが心配するぐらい、じっとしていない子だった。そこで、私の祖母（小泉タヨ）が、とうとう私の体に三尺帯を巻きつけて私を縛ることにした。

私の家は酒造家で、神棚が家に四つもあり、大きな母屋の裏に酒蔵が続いていた。その母屋で、祖母が私に三尺帯を巻きつけ、さらにもう一本の三尺帯をつないで合計六尺の帯にして、その片方の端を柱に結んだ。こうしておけば、私は六尺分は自由に動けるわけである。そして、祖母は私の左手に味噌、右手に身欠《みが》きニシンを持たせた。私は身欠きニシンに味噌をつけてしゃぶっていると、二時間ぐらいはどうにかおとなしくしていたそうだ。身欠きニシンというのはニシンを割いて干したものだから、とても小骨が多く、そのまま子どもに食べさせるのは危険だった。そこで祖母は毎晩、とげ抜きで身欠きニシンの骨を一本一本取っておいて、骨がなくなった身欠きニシンを私の手に持たせてくれた。

そんなわけで、私は今でも「身欠きニシン」と聞いただけで、パブロフ博士の犬君みたいにピュルピュルとよだれが出るありさまである。

■あだ名は「歩く食糧事務所」――小学生時代

当時は肉はあまり無かったので、ほとんど毎日鯨や魚ばかり食べていた。小学校に入った時は、かばんの中は魚の缶詰ばかりで、イカの丸煮、サバの水煮、サンマの蒲焼き、カラフトマスの水煮、イワシの醤油煮などを缶切りと共にかばんの中に詰め込んで、学校に行っていたものである。

とにかく私は、小学生の頃からやんちゃで有名な子どもだった。今でもいちばんの語り草になっているのが、小学校五年生の時の「酒粕事件」である。

私の家の母屋から小学校に行くには、母屋から通じる酒蔵の中を通っていくのが一番早かった。いつも「酒蔵の中を通るな」とは言われていたが、近道だったので、無視して通っていた。酒蔵の通路の脇に、叺《かます》という稲藁を編んでつくった大きな器が積んであって、その中には酒粕がたくさん入っていた。酒粕にはアルコールがまだ七〜八パーセントは残っていて、ビールの二倍ぐらいのアルコール度数がある。ある時、その酒粕をポケットの中にいっぱい詰め込んで、それを食べながら走って学校に行ったのだった。

すると、学校に着いた途端に酔いが回ってきて、真っ赤な顔でフラフラになってしまったのだ。すると担任の先生が「おまえは何だ！　朝から赤い顔してフラフラしてるじゃないか！　ハーッて息を吐いてみろ」と言う。私は正直な子どもだったので、その通りに先生の顔めがけて息をハーッて吐いてやったら、「うわあ、酒くさい！」と先生は言い、「何だ、おまえの家は、小学生に朝から酒を飲ませるのか！」と怒って、父がすぐ学校に呼ばれた。父は私に「おまえ、酒を飲んで学校に行ったのか？」と問い質すので、「飲んでないよ。これだよ」と言ってポケットの中から酒粕を取りだしたら周りの人たちはみなあきれて、なんとか一件落着となったのであった。

五年生か六年生の頃に、憧《あこが》れの食品が登場した。マヨネーズである。今と同じで、化学樹脂のチューブに入ったものだ。その頃姉が花嫁修業のために郡山市の料理学校に通っていて、料理で余ったマヨネーズを持ち帰ってきたのだった。そのマヨネーズの味を覚えた私は、いつしか台所にあったマヨネーズをかばんの中に入れて学校に行くようになった。そして、学校への道すがら、トマト畑や、キュウリ畑の横を通るとき、どっさり実ったそれらをバキバキもいでいって、学校でみんなにマヨネーズをつけて食べさせてあげた。マヨネーズだけではなく、かばんの中には箸や醤油も入っていて、とにかくかばんの中はいつも食べ物でいっぱいになっていた。

そんなことを平気でしていたものだから、小学校の時に、すでにあだ名がつけられた。それは「歩く食糧事務所」。当時、食糧事務所というのは、食べ物を保管する国の施設で、それが歩いているというわけである。それほど子どもの頃から食べることには貪欲で、それが現在の「味覚人飛行物体」のルーツなのである。

■「食の冒険家」の原点

私はこれまでに世界中を旅して、その国や民族の食文化を調査・研究してきた。クモを食べたこともあるし、毒蛇を食べた経験もある。

クモはシャリシャリしていて、まるで川ガニのような味がして美味しかった。カンボジア、タイ、ベトナムで、虫もずいぶん食べた。だいたいコオロギが多かったが、五本角のカブトムシなどは女性の握りこぶしぐらいの大きさで、ちょっと独特の臭みがあるけれど、二〜三匹でおなかがいっぱいになる。カエルも実に美味しい。皮を剥いで姿焼きにして、バリバリ食べる。こんなふうに、たいていのものは私の胃袋に収まってきたのである。

こんな「食の冒険家」をつくったのは、まさに子どもの頃の環境が原点にあったように思う。

当時、私の家の酒蔵の裏には、丘のような所があり、そこに上がると町が一望できた。常に足元には木や草があり、虫がいて、自然溢れる環境だった。

家の前には大きな池があったが、その池は防火用水だけでなく、もう一つ大切な用途があった。酒を絞った粕《かす》を蒸留すると、粕取り焼酎という焼酎ができる。うちではそれもつくっていたが、その粕取り焼酎をつくるためには、部屋の半分ぐらいある巨大な蒸籠《せいろ》を使う。蒸籠には酒粕がこびりつくので、焼酎造りが終わると池の中に浸しておく。すると、鯉が来て粕をついばむので、蒸籠がきれいになるのである。

その池にはカエルがたくさん寄ってきたが、カエルが集まるということは、蛇が来るということである。私はそのカエルや蛇を捕まえてずいぶんと食べたものだ。カエルはアカガエルというのが一番うまい。アカガエルというのは非常にジャンプ力がある、全身が筋肉でできたようなカエルで、これがまた美味しい。皮をさっと剥いで串に刺して炙ったのだが、喜んでむさぼった。その美味しさは、名古屋コーチンや比内鶏、薩摩地鶏、茨城の奥久慈しゃもあたりに比べ、そう遜色なかったほどだった。

それから縞蛇は池のまわりでカエルを呑み込んでいるため、たくさんいた。その蛇を掴んだら「今日はいいことがあるぞ！」と思ったほどこちらも美味であった。まずはシャーッとその場で皮を剥ぎ、口のほうからキューッと割いていくと、内臓が全部、一本の帯みたいにしてきれいに取れる。それに塩をパッパと振って、串に刺して炭火で焼いて骨ごとバリバリ、ガリガリと食べてしまう。

そういうことをして、自然の中から食べ物を調達することを体験していた。今の子どもたちなら話を聞いただけで「キャー」なんて悲鳴を上げるかもしれないが、私は自然の中で食べる喜び、そして、自然に育まれた生き物が実にうまいということを子どもの頃の体験で知っていた。

私の家は酒造家だったので、そこそこ裕福だった。だから、貧しくて蛇やカエルを食べたというわけではない。また、他の家の子どもたちは、蛇やカエルなど食べていなかったように思う。それがどうして、私が食べるようになったかというと、周囲の大人の影響があったからだ。

私の家には、冬は杜氏《とうじ》さんが来るし、夏は番頭さんみたいな人がたくさん出入りしていた。あとは酒を運ぶ車の運転手さんもいた。そういう人たちが、蛇やカエルを遊びで捕って、食べていたのを子どもの頃から見たり食べさせてもらったりして、そのうまさを覚えてしまうと、もう、病みつきになってしまったのである。

家族には「そんなものをなぜ食べるのだ?」と言われたが、ほんとうに美味しいのだからしかたがない。そんなわけで、小学校の四年生ぐらいからは、野山を駆け回り、ある意味で原始人のような生活をしていた。格好よくいえば自然の中を疾走する「風の子」であった。そのような中でひょうひょうと大らかに生きていたから、大人になって世界のどんなところに行っても、怖いという気持ちはあまりもたないし、どんなものでも食べられた。

こうして考えてみると、子どもの頃の過ごし方というのは後の人生にとって、非常に大きな影響を与えるものである。

■イナゴを捕って、みんなで修学旅行へ

昭和二〇年代、当時はどこへ行っても貧しかった。ホッケの切り身を一つ焼いて、それを家族五人でご飯と一緒に分けて食べるという家もあって、田舎はみんな貧しい時代だった。ただ、まったく食うに困るというわけではなかったので、学校にはそれぞれ弁当を持ってきていた。貧しかったけれど、子どもたちはみな仲が良かったし、助け合っていた。

そのような回想の中で今でも時々思い出すのが、小学校六年生の時のイナゴ捕りである。当時、なんとかご飯は食べられても、汽車に乗って東京に行く二泊三日の修学旅行には行けない子どもが何人かいた。そこで、前の年の秋から、旅行の費用がない子たちのために、みんなでお金を貯めることにした。その方法は、イナゴ捕りで、穂が実って稲穂が垂れてくると、イナゴが大量に湧いてくる。これを片っ端から捕って、布の袋に入れ、イナゴ業者に売るのである。

何しろ何百人という子どもたちが学校を休みにして、一斉にイナゴ捕りに行くのだから、それはそれはとても捕れた。イナゴを手でつかみ、腰にぶら下げた手ぬぐいを縫い

合わせた袋の中に、ポイポイポイと放り込んでいく。一～三年生は参加していなかったが、四年生からは秋になるとこのようなイナゴ捕りの日があって、みんなで沢山捕って一旦生徒の家で茹で、翌日学校に持って行くと、学校側はイナゴ業者にそれを売り、そのお金を貯めて、旅費が出せない子たちの分にして全員で修学旅行に行ったのである。まだ人々の心の隅にそんな思いが残っている、微笑ましい時代だった。

■「くさい仲」の父子

私が福島の自然の中で、のびのびと好奇心旺盛に育つことができたのは、父親の影響が大きかったと思う。父は小泉賢吾、あえて「おやじ」というが、私とおやじとはとても習性が似ていた。ちょっと変わったおやじだったが、私は不思議なぐらい大好きだった。

おやじは酒造家の一七代目に生まれ、家業を継いでいたら戦争が始まった。ある程度の学問もあったことだし、祖父が小野新町の町長をしていた関係なのか、召集されるとトントン拍子に出世して、諸角《もろずみ》部隊という精鋭部隊にいたそうだ。

戦時中、中国の雲南省のあたりの、一番安全だといわれていたところに送られていたのだが、あるときおやじは一〇〇人くらいの部下を連れてベトナムに入っていった。当時、日本はベトナムを占領していたのだ。そして、おやじは、自分の地位を利用してベトナムから祖母、つまりおやじの母親宛に次のような手紙を送った。

「大豆一俵、それから稲籾《いねもみ》を一俵送れ」

それで祖母は、手紙に書いてあったものを急いでベトナムに送った。

二ヵ月ほどして、日本から大豆や稲籾を受け取ったおやじは、ベトナム人の農家の人たちを集めて、稲籾で苗床《なえどこ》をつくって、日本式米づくりを教え始めたのだ。もちろん、ベトナムにも米はある。しかし、細長くてあまり水分がなくパサパサしているインディカ米だったのであまり美味しくない。そこで、おやじは日本のジャポニカ米のつくり方を教えようとしたわけである。それも日本式に、水田のあぜ道に大豆をまいて「こうやってつくるんだよ」と教え、自分たちも稲を刈って、美味しいお米を炊き、大豆で納豆をつくった。稲藁があるから、納豆が簡単につくれたのだ。こうして美味しいお米と納豆でしっかりご飯を食べていた。だから、おやじの部隊だけは、毎日、日本食を食べて、太っていたそうだ。もちろん、そんなことが上層部に知られたら、軍法会議で処罰されたかもしれないのだが、あまり目の届かないところなので、相当楽観的にやっていたようだ。現地のベトナムの人たちも、とても喜んでいたという。まったく喰いしん坊な父であった。

そうしているうちに終戦になって、その二年後の昭和二二年に、おやじは帰国する。私は昭和一八年生まれだから、四つぐらいの時である。それからは毎日毎日、おやじの薫陶を受けた。行儀が悪いと竹刀《しない》でバシーンとやられたし、小さい時から剣道の竹刀と面と胴着をつけさせられて、稽古をつけられていた。

それだけ厳しいおやじであったが、食べる時には別人となった。おやじは大の「くさいもの」好きで、近江の鮒鮓《ふなずし》や、新島のくさやを取り寄せて、家で酒の肴にして食べていたのだ。私も小さい頃からずいぶんそのくさいものにつき合わされていた。といっても、子どもだからお酒は飲んでいなかったが、このように、おやじと私はとても「くさい仲」だったのである。

■わが家の珍味、昆布の味噌漬け秘話

おやじと食べ物については、ほんとうにいろいろな思い出があるのだが、あとひとつだけ述べるとすれば、「昆布の味噌漬け」をご紹介しよう。

わが家は造り酒屋なので酒造りの期間中は大勢の人が出入りする。そのため、大量の味噌が必要になるのだが、その量が半端ではなく、一年で五〇〇～六〇〇キロにもなってしまう。そこで自家製の味噌を毎年仕込み、まさに「手前味噌」をつくることが昔から行なわれていた。

酒蔵に杜氏《とうじ》さんたちが酒造りに来ると、酒造りが終わって越後に帰る時、次の年のために味噌も仕込んでいくのである。大豆と麹《こうじ》はわが家で提供して、味噌づくりは蔵の人たちが行なう。彼らは越後杜氏や南部杜氏が中心だったので、仕事が終われば新潟県や岩手県に帰っていく。その時に、味噌玉をつくって、米麹と塩を加えて混ぜ、ピタッと蓋をして発酵できるようにしてから、それぞれの地元へ帰って行った。

話はそこからで、おやじは頭のいい人だった。杜氏が帰る日を知っているから、彼らが帰った後を見計らい、毎年北海道の日高から大きな真昆布《まこんぶ》を取り寄せた。およそ六〇

本ぐらいはあっただろうか。長くて幅があって真っ黒な立派な真昆布だった。その昆布を、杜氏たちが仕込んでいった味噌桶の味噌に突き刺すのが私の仕事で、たしか小学生の頃だったと記憶している。ズブズブズブズブと昆布を縦に差し込み、それを終えたら今度はおやじが、その上に味噌をペタペタのせて昆布がまったく見えないようにしてから、蓋をする。

次の年の一一月末ごろ、また杜氏たちが酒造りにやって来るのだが、その前にすべての昆布を味噌から引き上げてしまう。「切るなよ」と言われるので、途中で切れないように慎重に、ギューーッと引っ張り上げると、昆布は表面がヌラヌラなので、わりとスルスル上がってくる。引き上げた昆布はたっぷりと味噌のうまさを吸って広がり、長さが七〇センチ、幅二〇センチ、厚さが五ミリぐらいになっていて、べっ甲色に輝いていた。この昆布を帯のようにたたんで、凧糸《たこいと》で十文字に結んで、いつでも引き上げられるように紐をつけ、母屋の台所に持って行き、それを今度はいつも使っているわが家用の味噌桶の中に再び入れておくのだった。

こうしてつくった味噌も昆布も、ほんとうにうまかった。昆布は味噌のうま味を吸い、味噌は昆布のうま味を引き出して吸う。互いに役者がいいので、お互いがお互いのうま味を引き出すことになり、両方ともびっくりするほど美味しくなる。おやじは、こういうことをやるのがとても好きな人だった。

母屋の台所の味噌の中に移した昆布は、食べる時に紐をビュッと引っ張ると取り出せる。それをまな板の上で細く切って、昆布の味噌漬けの出来上がり。これを炊きたてのご飯の上にブワッと散らす。もうそれだけで美味しくて、他におかずは何もいらない。

一方、再び酒造りにやって来た蔵の人たちは、自分たちが仕込んで帰った味噌をちょっとなめて味をみて「いや〜、うまい味噌だなあ。おれたちの味噌づくりの腕はたいしたもんだなあ」なんて思っている。けれどその実、彼らの知らないところでうちのおやじが昆布を漬けていたのだから、うまい味噌に仕上がるのは当然のことであった。味噌をつくっていた人たちに昆布を漬け込んだことを内緒にしていたのは、彼らが「おれたちの腕はすごい」と思ってくれれば「酒もいい酒ができるぞ」ってやる気になる。おやじには、そういう計算もあったのではないかと思う。

わが家では、このべっ甲色の昆布の味噌漬けを「かしいたの味噌漬け」と呼んでいた。この名はおそらく、昆布の形から推測すると多分「堅板」か「乾板」という字を当てていたのであろう。

このように、おやじは食いしん坊でグルメでもあったし、親分気質のところもあった。もちろん、洒落っ気もあったのでおやじは毎日が楽しかったのではないかと思っている。私はそんなおやじが大好きだったし、今の自分の姿は、あのおやじが築いてくれたものだと思っている。

おやじは八二歳で亡くなった。そのおやじは、私の書いた本を四〇冊ほど枕元に置いて逝った。そして最期に「おれはおまえのファンだった。これだけの本を読ませてもらって楽しかった」と言ってくれた。その言葉は今も忘れられない。

私はこんなおやじと一緒に、自然の中で育った。ある時は友人であったし、ある時は親子であった。そして、それが食への関心、食文化の研究へとつながったと確信している。それを思うと、子どもの時代の経験や体験は実に貴重なものなのである。だから、今の子どもたちには「もっと大らかに、もっと自由にのびのびと生きてみろ」と言ってやりたいのだ。

2．研究者になって――「食育」について考える

■ 高地クメール族の悲劇

このような子ども時代を送った私は、自然と醸造学と食文化論を専攻するようになった。そして、研究者となってからは世界中を歩き、各地でいろいろな民族の食文化を見てきた。そのなかで私はアジア、特にメコン川流域の研究に力を入れ、さまざまなものを感じ、味わってきたが、それには子どもの頃のワイルドライフの体験がとても役立っているように思える。

そういう数ある経験の中で、みなさんにぜひ知っておいていただきたいことがある。それは、カンボジアの山地に住んでいる高地クメール族の話である。彼らは、カンボジアとベトナムの国境あたりの山岳地帯に住む民族で、その民族の食の調査に行ったのだが、そこで大変考えさせられる現実に直面した。

高地クメール族が住むのは、まさに辺境の地で、ラタナキリという村の空港に降りた

のだが、飛行機は草の上に着陸。生まれてはじめて滑走路のない空港に降り立った。

そして車で二時間も山の中に入ったところで、小さな村に出合った。この村は、ベトナム戦争の時、ベトナムを支援するために物資の補給をしていたことが見つかり、敵から空爆攻撃を受けた。そのため村はメチャクチャに破壊され、その結果大小さまざまな池が村のあちこちにできた。現地は熱帯なので毎日一回、必ずスコールがくる。だいたい午後の二時半ぐらいから空が真っ暗になってきて、日本の夕立と同じようにバケツをひっくり返したような激しい雨が降る。

空爆されてできた大きなクレーター（穴）に、そのスコールの水が溜まり、自然に池になってしまったのである。池のまわりでは、木や草がどんどん大きくなってうっそうと茂る。すると、蚊がものすごくたくさん発生する。蚊が多くなると、それを食べるためにカエルがこれまた多量に群れる。すると次に、それを狙って蛇が来る。その蛇を人間が貴重なタンパク質として食べているのである。

私が子どもの頃「うまいから」と言って食べていたのとはわけが違って、貧しくて食べるものがないから蛇を食べるのである。戦争のもたらした皮肉な食物連鎖であるが、これを見て、戦争というものは、ほんとうに恐ろしいものだとつくづく思わされた。もちろん戦争では人が死ぬとか、いろいろ悲惨なことがあるのだが、人間が蛇を食べなければ生きていけないような環境になっていく。こんな恐ろしさもあるんだなあと思ったのである。

そしてこの村に行くと、子どもたちが私のところに駆け寄ってきて、「マラリアの薬をくれ」という。不思議に思って家について行ってみた。家といってもとても粗末なつくりだが、そこには両親がマラリアにかかって苦しそうに横たわっていた。ほんとうにひどい状況だった。ここは年収一ドル地帯である。一ドルは今、日本円で八〇円を切っている（二〇一一年九月現在）。どうしたってそれでは食べていけるはずがない。こんな現実を見て、飽食だ、グルメだと騒いでいる日本人は今、何をすればよいのだろうか。

■三〇〇万食を捨てる国、日本

日本の食料自給率は現在三九パーセントである。それなのに、日本人は世界でいちばん、食べ物を捨てているのだ。

農林水産省の二〇〇八年の発表では、国内の年間食品廃棄物は約一九〇〇万トン。そのうちの五〇〇～九〇〇万トンはまだ食べられるものだったと推定されている。賞味期限・消費期限切れの食品、家庭での食べ残し、学校給食での食べ残し、全国の飲食店、ホテル、旅館などでの食べ残し、キャベツやカボチャなどの産地で生産調整される調整農産物などがその内訳である。

日本は食料の六割を外国からの輸入に頼っている国だ。そういう状況の中で、日本人はおむすびでもサンドイッチでも、コンビニに並べて数時間もすれば廃棄してしまう。こんな馬鹿なことがあるだろうか。

大手新聞社のある記者が、その廃棄量を別の角度から試算したところ、大人一人が一日に必要な食物の摂取量から換算すると、単純計算で日本では毎日一人三〇〇グラムの食べ物を捨てていることになるそうだ。こんなことをしていていいわけがない。

カンボジアでもアフリカ諸国でも、子どもたちは一握り、一口の食べ物がないがために毎日毎日、何千人もが餓死しているというのに、こんな無駄なことをしていたら、日本人は罰《ばち》が当たるし、日本の将来を考えると大変なことになると思う。日本人の廃棄している食べ物の分をカンボジアやアフリカの子たちに届けることができたら、いかに人道的なことかと思うと、とても空《むな》しく思う。このような無駄極まる現実を知って、日本人はもっともっと食べ物を大切にしなければならない。

■「食育」が必要なのは、子どもじゃない

私たち一人ひとりが、食べ物に対する認識を変えなくてはならない。そのためによくいわれるのが、「食育」の大切さである。

「食育」というと、子どもに対する教育だと思われるようだが、私の考えではそれは見当違いのひとつである。真の食育とは、子どもに対する教育ではなくて、大人に対する教育だと私は思っている。

そもそも「食育基本法」などという法律をつくって、子どもたちの食事のしかたが法律によって決められているというような不幸な国は、日本ぐらいのものである。眼が輝いて、夢と希望を持って、健康でたくましい子どもを育てるのは、われわれ大人の役割である。

だから私が提唱している「食育」は、子どもたちが何をするべきだとか、何を食べるべきだとか、田んぼに行って稲をつくるべきだなんていうものではない。食育についてはいろいろな評論家や先生たちがさまざまなことを言っているが、私の考えを以下にわかりやすく述べる。

■「食べる意味」を知っているか

私はある小学校に招かれて、一年生のクラスで授業を行なったことがある。

「せっかくの機会なので、保護者の方もご一緒にどうぞ」ということで、公開授業にした。まず私は、一番前の席に座っていたヨシオと名札をつけていた児童に「ヨシオ君、今日は朝ご飯を食べてきましたか?」と尋ねた。

するとヨシオ君は「うん、食べてきたよ」と言った。

「じゃあ、ヨシオ君、君はなぜご飯を食べるのかなあ?」と聞くと、ちょっと考えてから「おなかがすいたから」、という子どもらしい可愛い答えが返ってきた。

「そうだね。先生もおなかがすいたらご飯食べるものね。じゃあ、ヨシオ君、食べたご飯はどうなるのかな?」

ここでまた、ヨシオ君はじーっと考え込む。そして「うんこになる」と答えた。

そこで私はヨシオ君に「えー、そうなの。じゃあ、ヨシオ君はうんこ製造機? うんこを作るために食べているの?」と言うと、「違うよ、違うよ」と首を振る。クラス中のみんなも困った顔をしている。

「そう、違うよね。実はね、食べることで何が起こるかというとね、蒸気機関車って知ってるかな?」と聞くと、機関車トーマスなんかを見ているから、みんな知っていると答える。

「蒸気機関車は石炭を食べて、ガガガガガッと、長い貨物列車を引っ張って、なんだ坂こんな坂って上がっていくわけだよね。煙も出てるよね。あの煙はものすごく熱いんだよ」と話すと、「石炭を燃やしてるから熱い」と、子どもたちも知っている。

「じゃあ、自動車のボンネットを知ってる?」

男の子たちは「はーい」と返事をする。

「走った後のボンネットを触ったら、熱いね。あれはガソリンを食べてきたから熱いんだよ。蒸気機関車が石炭を食べ、自動車がガソリンを食べて熱くなるのと同じように、みんなもご飯を食べると体が熱くなるんだよ。その熱くなった時に蒸気機関車は一生懸命に力を発揮するし、自動車も一生懸命走る。みんなもご飯を食べたら、熱いうちにいろいろなこと、自分のこと、友だちのこと、いろんなことを一生懸命やらないと、せっかく食べた大切な食べ物がぜんぶうんこになっちゃうよ。全部うんこにしちゃったらもったいないから、いろんなことをやらなきゃならないんだよ」と、例をあげてわかりやすく説明した。

そうしたら、みんなが納得し始めた。そして、一人の女の子が「先生」と手をあげた。「このあいだ、うちのおじいちゃんが死んだの。さいごのお別れの時に、箱の中に入ったおじいちゃんの手に触ったら、冷たかったよ」と発言したのだ。

「そうでしょう。死んでしまったら食べられなくなるから、冷たくなっちゃうんだよ」という話をしてあげた。

つまり、食べるということの意味は、腹がへったから体に食べ物を摂り入れるというだけではなく、食べて何事かを生み出す手段が「食べ物」であることを、わかりやすく話したら、子どもたちは納得してくれた。

今、小学生だけでなく、中学生の子たちに「何のために食べるのか」という目的や意味を聞いても、正しく答えられる生徒はあまりいないと思う。まず、そういう基本的なことから教えることが、食育の大切さだと私は考える。

■「いただきます」の本当の意味

二〇年ほど前に、永六輔さんの出ておられた「こども電話相談室」というラジオ番組に出演していたことがある。その時、興味深いお話を聞いて、大変勉強になった。

その当時は、誰も「食育」などという言葉は使わない。ましてや、「いただきます」という、食事の前の挨拶の意味など知る必要がなかった風潮の時である。そんな時代だったが、永さんは「いただきます、というのは、食べ物に対しての感謝の言葉なんです。人間の食べるものは、魚でも肉でも野菜でも、すべて生きている命。命のないのは水と塩だけです。口に入るものは水と塩をのぞいて、すべて生き物なんですよ。だから、いただきますっていう意味は〝あなた（食べ物たち）の命をいただかせていただきます〟っていうことなの」とおっしゃったのだ。

今は多くの教育者や評論家たちが自分の説のように言っている「いただきます」の意味を最初に教えてくれたのは、永六輔さんだと私は思っている。永さんの受け売りだが、このことを先の小学校でも私は話した。

「ヨシオ君、いただきます、ってどういう意味か知ってる？」

「知らない」

「食べ物に対しての感謝なのよ。ヨシオ君はホウレンソウを食べたことある？」

「ある」

「あれもね、ちゃんと土の中に根っこを張って生きているのを抜いてきて、熱湯の中に入れるからホウレンソウは死んじゃう。卵だって、ニワトリが生んで、ヒナにかえる前のを割って食べてるんだよ。肉だってそう。すべての食べ物を人は命を奪って食べてるの。だから、いただきますというのは、本当に感謝の気持ちで、あなたの命をいただかせていただきます、という意味なんだよ」

今の子たちは、「いただきます」とは言っても、本当の意味を知らないから、ただ言っているだけである。そういうことをきちんと教えて、食べ物に対する感謝の念を持たないといけないのだ。

ちなみに、私は世界中の民族の食の周辺を見てきたのだけれども、食べる時に目の前の食べ物に対して畏敬の念を込めて「いただきます」と言うのは日本人だけだった。キリスト教の人は食べる前にお祈りをするが、それはイエス様やマリア様に感謝しているのだし、イスラム教徒もアッラーの神に感謝している。一方でわれわれ日本人は、ご飯ならお米をつくってくれた人、魚ならそれを獲ってきてくれた漁師さん、働いてその代償でご飯を食べさせてくれる親、料理をつくってくれる人、みんなに感謝しているのだ。こういう素晴らしい日本人ならではの言葉の意味を、親がきちんと子どもに伝えることも食育のひとつなのである。

■高知県南国市の成功

今ほど流通が発達していなかった時代、食べ物は地産地消が原則だった。その土地で育てた米や麦、野菜、そしてそこで獲れた魚などをその土地で食べる。それが地産地消である。その大切さが今、改めて見直されている。

地産地消の特典はその食べ物をどのようにしてつくり、育て、そして誰がつくったものかがわかるということである。すなわちその食べ物の安心と安全が保証され、その上、採れたてなので新鮮で美味しく、農家も自分のところの近くで売れるので助かる。

そんな地産地消を取り入れながら、食育を成功させた素晴らしい例があるのでご紹介する。

一〇年ほど前、高知県南国市で、ある取り組みが始まった。南国市と地元の農協（JA南国）、地元の漁協が一体となって、子どもたちの学校給食に「南国市産もしくは高知県内で採れた新鮮なものをなるべく食べさせる」という宣言をしたのだった。その当時は誰も「地産地消」や「食育」などという言葉を使わなかった。しかし、南国市は未来ある子どもたちに、地元で採れた安心・安全な食べ物を提供しようとしたのである。

以来、南国市の学校給食では、和食を中心に、地元産の食べ物をなるべく提供するという取り組みを今日も続けているのである。その結果、米は県内産が九八パーセント以上、果物類や魚介類は一〇〇パーセント県内産のものを使っている。

南国市内の公立保育園と小学校には、調理室に大きな電気炊飯器が置いてあり、ちょうど一二時頃にご飯が炊きあがり、いい香りが校内を漂う。炊飯器はそれぞれの教室に運ばれ、そこで給食当番の子どもたちが食器に盛りつける。地元で採れたお米の、しかも炊きたてだから、美味しくないわけがない。魚は地元の漁師さんが獲ってきたもの、果物も地元の農家が収穫したもので、ほとんどの食材が南国市か高知県産のものばかりなのだ。

このように、地産地消を食育に取り入れた結果、この一〇年間で南国市の子どもたちはどう変わったかというと、次の四点である。

・病気がちの子どもがいなくなった
・成績が良くなった
・いじめがなくなった
・食べ残す子どもがいなくなった

実に素晴らしい成果ではあるまいか。現在、学校給食で地元の食材を食べている割合は全国平均で二三パーセントにしか満たないが、この南国市では七五〜八五パーセント

南国市の学校給食における地域食材使用状況

（2007年6月調査分）

分類	県内産	県外産	国外産	合計	県内産比率	備考
	重量（kg）	重量（kg）	重量（kg）	重量（kg）	（重量ベース）	
米　類	1052.7	24.4		1077.1	97.7%	発芽玄米使用
芋　類	5.4	73.3		78.7	6.9%	
野菜類	1414.6	265.9	35.9	1716.4	82.4%	外国産：パプリカ
果実類	268.6			268.6	100.0%	
キノコ類	4.7	17.04	0.9	22.64	20.8%	外国産：キクラゲ
魚介類	226.35	126.1	14.2	366.65	61.7%	外国産：エビ
肉　類	178.4	133		311.4	57.3%	
その他	3246.86	502	5.5	3754.36	86.5%	
全　体	6397.61	1141.74	56.5	7595.85	84.2%	

南国市の学校給食における地域食材使用状況

（2008年2月調査分）

分類	県内産	県外産	国外産	合計	県内産比率	備考
	重量（kg）	重量（kg）	重量（kg）	重量（kg）	（重量ベース）	
米　類	2418.52	31.4		2449.92	98.7%	発芽玄米使用
芋　類	116.35	152.15		268.5	43.3%	
野菜類	992.71	704.63		1697.34	58.5%	
果実類	95.31			95.31	100.0%	
キノコ類	31.2	86.86		118.06	26.4%	
魚介類	39.27			39.27	100.0%	
肉　類	225.79	450.2		675.99	33.4%	
その他	3598.75	1052.45		4651.2	77.4%	
全　体	7517.9	2477.69	0	9995.59	75.2%	

（『いのちをはぐくむ農と食』小泉武夫著、岩波ジュニア新書より）

前後になっており、全国で一位だ。

南国市の上倉地区という地域では、棚田米を作っているが、毎年、ＪＡ南国市の主導で「米づくり親子セミナー」を開催し、地元の子どもたちと保護者の方々に一年間、米づくりを体験してもらうという場を提供している。

こうして地元でつくったものを、地元で消費する。生産者と消費者が顔の見える関係にある。これを続けていくなかで、子どもたちの胸に地域への愛情、地元の特産物への誇りが芽生えてきたのである。

子どもたちは大人たちの行動をよく見ている。そして、大人たちが自分たちのためにどれだけ一生懸命になり、自分たちを大切にしてくれているかもよくわかってくる。「誰がどこでつくったかわからないような食べ物を、子どもたちには食べさせない」という南国市の大人たちの姿を見て、子どもたちは自然と「南国市が大好き」という思いを抱き、自分たちの故郷の未来を担って育っていく。ほんものの食育とはこういうものだと私は思う。

東北うまいもの・ひと口紀行……宮城県

〈特徴〉海と陸の食文化が一体化

宮城県の太平洋側は世界三大漁場の三陸沖に近く、気仙沼、石巻、塩釜といった、今回の大震災で深刻な被害を受けた漁港があり、全国屈指の水揚げ量を誇っていました。特にカキやホッキ貝などの貝類が豊富で、日本の貝食文化圏ともいえるところです。

一方、奥羽山脈のふもとにかけては広大な平野部があり、稲作中心の農業が盛んな場所でもあります。ちなみに美味しいお米の代名詞「ササニシキ」は宮城県が発祥地です。この両方を合わせたのが「ほっき飯」ですね。

それから特筆すべきは、宮城県は大豆の作づけ面積が北海道に次いで第二位であるということです。とくに大崎地域は東北一の生産地です。大豆は日本の食文化の原点で、味噌、醤油、納豆の原料であるということを考えると、米とともに、大豆という陸の食文化が発達している地といえます。陸の食文化と海洋食文化が一体化しているのは、東北地方の食文化の特徴ですが、それが典型的なかたちで一点に凝縮されているのが宮城県だと思います。

●海の幸の炊き込みご飯「ほっき飯」

ホッキ貝（ウバガイ）は貝の王様といわれています。この貝をご飯と炊き込んだのが「ほっき飯」です。ホッキ貝をサッと煮ると赤紫色になるのですが、その赤紫色になった貝を刻んで、ご飯と一緒に炊き込むので、できたほっき飯も花が咲いたようなきれいな淡い赤紫色になります。自然にあんな色になる料理も珍しいのではないでしょうか。

ホッキ貝は食べると甘い貝です。それがご飯や出汁《だし》（酒、味醂、醤油）と一緒になるので、ご飯も貝のうま味を吸っていますから、甘みとうま味の両方が楽しめます。貝もうまいがご飯も絶品で、私は大好きです。

このほっき飯は、いかにも宮城県らしい伝統料理だと思いますね。美味しいお米と獲れたてのホッキ貝という陸と海の恵みのコンビネーション。浜の香りがする一品です。

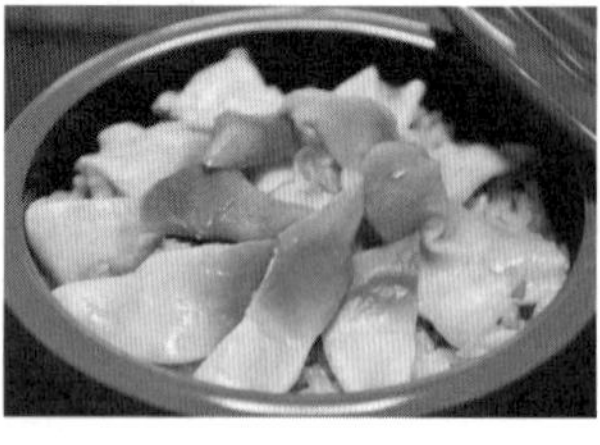

12月〜4月が旬のホッキ貝。
代表的な「ほっき飯」
（写真：宮城県山元町提供）

●「ホヤ」は冷涼感あふれる夏の食べ物

ホヤは奇っ怪な形をしていて「海のパイナップル」ともいわれています。

このホヤをよく食べたといわれるのがご存知、伊達政宗。彼はホヤが大好きだったそうです。

実はホヤは「保夜」と当て字をするほど、精がつく、男性が強くなるといわれていますが、その真価のほどは別として、正しくは「海鞘」と書きます。

宮城県では江戸時代からホヤを食べていました。そのためホヤの味噌汁などという珍しい食べ方もありますが、しかし、何といってもホヤは夏の暑い日に酢の物にして生で食べるのが美味しい食べ方です。

ホヤを獲ってきて、ボールを下に置いて、ホヤの下のほうを庖丁で切ります。すると、ホヤの胎液がジャーッと出てきます。この胎液がうまじょっぱくて、強い海の香りがします。

この胎液に酢を加えて三杯酢をつくり、ホヤの刺身と薄く切っ

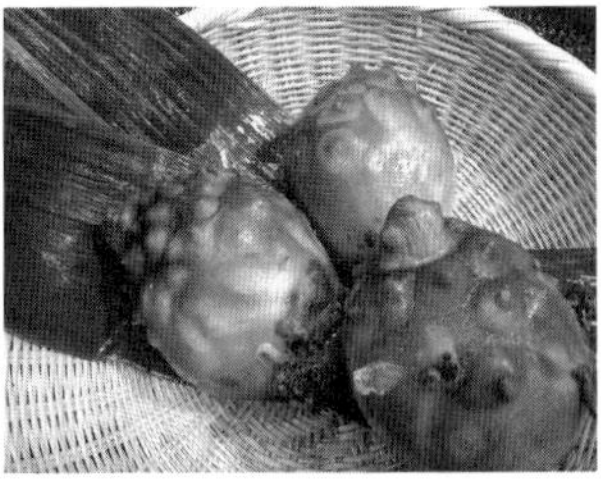

「海のパイナップル」といわれるホヤ

たキュウリをそこに入れます。すると、キュウリの青臭いにおいと海の香りがとても爽快でよろしく、このにおいを嗅ぐと心はいっぺんに浜辺となります。

　それを口の中に入れて噛みますと、酢の酸味の中からコリコリしたホヤが出てきて、鼻からは海の香りが出てきて、ホヤのコリコリ、キュウリのパリパリとした歯応えの中からホヤの甘みがチュルチュルと出てきて、何ともいえず、涼しくて、甘く、そしてうまじょっぱい味がします。

第6章

食の世界遺産登録へ

■食の世界遺産とは

「世界遺産」という言葉をよく耳にする。ユネスコが「世界の文化遺産及び自然遺産の保護に関する条約」に基づいて「世界遺産リスト」に登録した遺跡や景観、自然などのことである。二〇一一年、日本では小笠原諸島が自然遺産として、そして被災した岩手県から平泉が文化遺産として登録され、話題を集めたのは記憶に新しい。

世界遺産に登録されるためには「人類が共有すべき顕著で普遍的な価値を持つ」と認められることが必要だが、現在は、移動が不可能な遺跡や景観、自然などが対象となっている。

ところが二〇〇三年にユネスコ総会において「無形文化遺産の保護に関する条約」が採択されたことで、形にならない（無形）社会的慣習や祭礼行事、文化なども登録の対象になった。そして、日本では「能楽」「人形浄瑠璃文楽」「歌舞伎」などがすでに無形文化遺産として登録されている。

私は食の研究家として、世界中の国々、民族の「食」を調査してきた。そして、常々「食」は文化であり、人が生きていくために不可欠な行為であり、それぞれの民族にはそれぞれ独自の食文化が成立しているということを認識し、その知恵や発想の奥深さにただただ驚愕してきた。一方で、今まさに消えようとしている食文化を目の当たりにし、残念で空しい思いをすることもあった。そんな経験から「食も後世に伝える文化の一つとして、世界遺産に登録するべきではないか」という考えから、『食の世界遺産』（講談社刊）という書物も今から五年も前に上梓してきた。

それをきっかけとして、フランス料理やスペイン料理、メキシコ料理などが次々に「無形文化遺産」に登録され、「食の世界遺産」が現実のものとなったのである。

■「日本食」登録への動き

そんな世界的な背景もあり、日本でもいよいよ「日本食を無形文化遺産に！」という動きが始まった。二〇一一年七月、農林水産省が第一回目の検討会を開催することになった。これは正式名称を『日本食文化の世界無形遺産登録に向けた検討委員会』といい、二〇一二年三月に登録申請をめざす目的で、学識経験者や有識者をメンバーとした委員会が結成され、定期的に集まって会議が催されている。食の世界遺産化を日本で最初に提案した私も、この検討委員会の委員の一人に任命されている。

この中で検討している日本の食文化遺産は、会席料理を中心とした伝統をもつ「日本料理」である。私は私自身のこれまでの研究の成果を活《い》かし、日本料理の世界遺産登録に向けて、尽力している最中である。

■なぜ登録が必要なのか？

私はこれまで、日本はもちろん、世界の山岳少数民族や消滅しつつある民族の食の調査研究にあたってきたが、そこで見たものは、かなり心が痛む食の現場であった。たとえば、先述したカンボジアの高地クメール族は、彼らの食文化はほとんど影を潜め、戦争により生まれた食物連鎖と貧しさが地域を支配し、しかもその中に食のグローバリズムの象徴ともいえる化学調味料が彼らの台所に常備されていたことには大きなショックを受けた。また、ロシアのカムチャッカ半島のイテリメン族（カムチャダール族）のところに行った時も、彼らの食生活は白系ロシア人たちの食生活と同化していて、民族食の性格はほとんど失われていた。これらを目にした時、「こんな辺鄙な土地にまで食のグローバル化が進んでいるのか」と感じ、それぞれの民族の貴重な食文化の消滅を嘆いたものだ。

それは外国だけの話ではない。第4章で指摘したように、戦後六十数年を経て、日本の食文化はすっかり欧米化され、日本の伝統食は衰退の一途をたどっている。そのため、昔の日本人が編み出した食の知恵や発想は徐々に消滅しつつあるが、一度消えてしまったものは、新しい文化の波に押されて、再びよみがえることはない。

今こそ、誰かがその食文化を記録し、後世に伝えていくことは、かけがえのない文化の大切な証拠遺産として、急務であると思っている。そこでここでは、私は「食の世界遺産」というテーマを掲げ、今まさに消えつつある日本食の文化や伝承していかなければならない食材、知恵などを書き留めておくことにした。

■小泉流「食の世界遺産」の選択基準

そこで、ここにまず、私流の食の世界遺産たるべき選択基準を示しておくことにしよう。なお、「食の世界遺産」には、無形遺産と有形遺産とがあり、今、日本が提出しようと準備しているのは無形遺産であるが、私がこれから述べるものは有形遺産のことである。

一、人類が考え出した食を巡る発想や知恵が深く織り込められていて、それが極めて貴重な文化遺産的意味を持っているもの
二、その民族、またはその民族が住む地域でのみ発生し、食に関わる貴重な叡智によって編み出された加工や調理、保存などの技法
三、食べ方や食材に対して、現代人を以てしてもその発想に及ばないと思われる深い知恵を内蔵し、そこには食への飽くなき執念、挑戦、意地、探求心が織り込められているもの
四、「伝統食」としてその地域に根付き、今日まで永々と継承されてきた、知恵を含んだ食
五、後世に伝えておきたい食の道、食からの教え
六、先人たちが食に対して発想した鉄則、細則、法則、原則、通則、定則、奇跡など

が繊細に織り込まれていて、それが後世にも通用する貴重な食態

七、一～六の条件を満たしながら、それが今、風前の灯火として消える運命にある食周辺

以上のような七つの基準をもとに、既刊『食の世界遺産』ではまず日本編を選定してみた。ここでは頁数の限りもあり、「海外編」二例と「日本編」二例、「酒部門」各一例ずつを紹介することにした。いずれも強烈かつ壮絶な印象を残すものばかりである。さらに詳しい例を知りたい読者は拙著『食の世界遺産』を読まれるとよい。

1、食の世界遺産――海外編

伝統食部門その1　地獄の缶詰「シュール・ストレンミング」(スウェーデン)

■世界一の「激臭」

発酵させたにおいの強い食品が大好きな私だが、それでも、ビックリ仰天させられた発酵食品がある。それは、スウェーデンでつくられている缶詰「シュール・ストレンミング」だ。「シュール・ストレンミング」とは「発酵した魚」という意味で、この缶詰、臭いを通り越して激臭そのものの仰天缶詰である。日本の缶詰の三倍ぐらいの大きさで、新鮮なニシンをグチャグチャにつぶして、それに塩を加えて発酵させたものが缶に詰められている。

この缶詰はどこがすごいかというと、殺菌されていないので、缶詰の中で発酵が進んでいることである。ふつう食べ物を缶詰にする際には、一般的には熱湯の中に入れて殺菌するか、あるいは圧力釜で圧力と熱をかけて殺菌するかのどちらかである。そうすると、菌は全部死んでしまうので、缶詰は開けるまで半永久的に腐らないわけだ。

ところが、このシュール・ストレンミングは、発酵している最中に缶詰にしてしまうのである。すると、中で発酵菌が発酵しつづけるため、缶の中は炭酸ガスが発生して缶詰が膨満するのである。もう、いつ爆発するかわからないぐらい膨れ上がる。だから移動させたり、保存中に衝撃を与えると爆発するので「地獄の缶詰」という異名を持つのである。

■「におい測定器」で測定不能

発酵を促す微生物、とりわけ乳酸菌は、缶の中のような空気のないところでは異常発酵する。これを「嫌気発酵」というのだが、シュール・ストレンミングは缶詰の乳酸菌などが、この嫌気発酵を起こす。するとこの発酵は、ものすごい臭みを発生するので強烈な臭気を持った缶詰ということになる。そうでなくても発酵食品はにおいが強いのであるから、缶詰の中で発酵させたものは、とてもこの世のものとは思えないほど強烈な臭みを持つのである。

ところで、私はにおいの強さを測定するために、東京工業大学の江原勝夫先生、福岡県久留米市の若林商店、私、の三者の共同研究で「アラバスター」という測定器をつくった。センサーがあって、試料をそこに近づけるとにおいの強さの数字が出る。その数字が高ければ高いほどにおいが強いということになるのだ。

そのアラバスターで測定した数値をいくつかご紹介しよう。納豆は三七〇Au（アラバスターユニット）ぐらい、焼く前のくさやがおおよそ八七〇Au、焼いたくさやが一七〇〇Auぐらいであった。ちなみに私の靴下が三〇五Auぐらい……という冗談はさておき、シュール・ストレンミングがどれぐらいかというと、センサーを近づけたら、数字が出てこない代わりに「∞」という表示になってしまった。つまり、臭みが強すぎて測定不能になってしまったのである。

研究者としてはそのままでは終われない。試料を希釈して測定し、希釈倍率をかけてみると何と一万二〇〇〇Auぐらいであった。私の知る限り、これは世界で一番臭い食べ物である。

■開缶する際の「四つの注意」

こんなに臭い缶詰だから、開ける時は細心の注意が必要とされる。それが缶に書いてあるのだが、これがまたすごい内容なので、ここにご紹介しておこう。

その一、「開缶する前には冷凍庫に入れて、ガス圧を下げてから開けること」。ガス圧が高いままで開けてしまうと、開けた瞬間、中味が飛び散ってしまうからである。

その二、これがまたすごい。「決して家の中では開けないこと」。家の中が臭気まみれになるし、万が一、どこかにくっついたりしたら、おそらく一年はにおいがとれないであろう。

三つ目は「開ける時は、必ず何か不要なものを身にまとうこと」。炭酸ガスと一緒に勢いよく中味が飛び出してくるので、洋服などにつけてしまうと大変なことになるから、捨ててもよいものを身につけておきなさい、という注意だ。

最後の四番目がまた驚きと面白さで、「風下に人のいないことを確かめてから開けること」。これはスウェーデン人のジョークなのだろうが、いやはや、実にすさまじい缶詰である。

さて、無事に開缶できたら、その激臭を楽しむ（?）ことにしよう。基本的には塩辛のようなものだが、陰湿な臭みがある。くさやのつけ汁と銀杏を踏み潰して、それにタマネギの腐ったものをふりかけたようなにおいである。しかし、ニシンだから私は大好きで、パクパク食べてしまう。

スウェーデンの人はパンにはさんだり、野菜に包んだりして食べているが、スウェーデン人のみんながシュール・ストレンミングが好きかというと、やはりそうとは言えないようだ。日本でもくさやを敬遠する人がいるのと同じで、現地で出てくるニシンは酢漬けがほとんどである。しかし、このシュール・ストレンミングは栄養面では素晴らしい食品なのだ。タンパク質が豊富で、発酵中に脂肪は発酵菌に分解されてほとんどなくなっている。また、ニシンの酢漬けなどに比べると、ビタミンが圧倒的に多く、カルシウムも多い。しかも消化吸収がとても良いのである。

魚をただ燻製にして保存するだけではなく、発酵させることで栄養価を高め、価値ある保存食品をつくったスウェーデン人の知恵には感嘆してしまう。その世界一の激臭とともに、栄養成分を集積させた缶詰という点で世界遺産として推薦するにふさわしい缶詰だと思う。

ところで、この地獄の缶詰、日本には持って帰れない。万が一、飛行機の中で爆発したらそれこそ大変なことになる。気体の入った缶詰は飛行機の中のような温かいところに置くとガスが膨張して爆発するので、もしそんなことになったら、気密状態の機内にその激烈なにおいが充満し、客同士が臭い仲になるだけでは済まず、とんでもない状況になるから日本には持ち込めない。

興味のある人は、毎年八月の最初にストックホルムで「シュールストレンミング祭」があるから、そこに足を運んでみてはいかがだろうか。世界中から臭いもの好きが集まってきて「臭い、臭い」と言いながら、シュール・ストレンミングを食べるお祭りである。

伝統食部門その2　イヌイットの発酵食品「キャビアック」（アラスカ）

■冒険家の故・植村直己さんの大好物

魚の発酵食品をご紹介したところで、今度は鳥を発酵したものをご紹介する。それは「キャビアック」といい、極寒の地に住むカナディアン・イヌイットがつくる保存食だ。イヌイットの生活圏は寒いところで、夏は五月の末から八月末のたった三ヵ月しかない。九月に短い秋が来て、それ以外はずっと冬という気候である。夏といっても、私たちの過ごすような酷暑ではなく、気温は高くてもせいぜい一四〜一五度までしか上がらない。そんなに寒いところなので、微生物が生息しにくく、発酵食品はないと言われていた。そんな彼らにも驚くべき知恵を持った発酵食品があるということがわかったのは、比較的近年になってからのことである。その発酵食品の「キャビアック」とは、海ツバメ（アパリアス）をアザラシの腹の中に詰めて発酵させる地球上で最もダイナミックな漬け物といえるものすごい食べものだ。

このキャビアックは、日本の冒険家で国民栄誉賞の受賞者、故・植村直己さんの大好物だったものである。これがあったから北極点まで単独で行けたと書き残しているほど、好きだったのである。

漬け込む海ツバメは日本に飛んでくるツバメをふたまわりほど大きくしたもので、そのままで食べるとかなりにおいが強《きつ》い水鳥だ。五月になると、ユスリカ（蚊）がたくさん、それこそ帯状になって飛んでくる。前の年、地表のツンドラに卵を産んでいったのが、夏の到来とともにいっせいに孵化するのでものすごい数である。海ツバメはそれを食べに来るのだが、蚊の捕食法は楽なもので、口さえ開けて飛んでいれば、ユスリカが勝手に入ってきてくれる。イヌイットの人たちは空に向けて網をビューッと投げると、アパリアスはその中に入り、簡単に捕まえることができる。

■アザラシの腹で発酵させる

アパリアスを大量に捕獲できても、それを保存するにはどうするかというと、なんと、アザラシの腹を利用するのである。そこがイヌイットの知恵の素晴らしいところで、動物の体内に別の動物を入れて保存するという方法は世界に他例はない。アザラシ

（二〇〇～三〇〇キロ）を捕まえて、まず、肉や内臓を食料用に取り、皮下脂肪を削ぎ取って燃料や食用に使い、空洞になったアザラシの腹の中にアパリアスをせっせと詰める。下ごしらえや羽をむしったりということはしないで、捕らえてきたものをそのまま八〇～一〇〇羽入れたら、アザラシの腹を魚釣糸で縫い合わせる。これを大きな穴を掘ってその中に入れ、上から土をかぶせて、さらに大きな石をいくつも置く。そのまま二年間置いておく。イヌイットの住む地域は夏を除けば発酵するほど温度が上がらないので、実際の発酵期間は二夏ぶん、つまり六ヵ月ということになる。

さて、二年置いたアザラシを掘り起こして、魚釣糸を切っていくと、お腹の中から発酵したアパリアスが出てくる。アザラシはグシャグシャの状態だが、アパリアスのほうはアザラシの厚い皮に守られていたので、ほぼ原形をとどめている。ただし、発酵しているので、くさやのにおいをさらに強力にしたような特異臭を発する。

■「食べる」のではなく「吸う」

このアパリアスは、食べ方もとてもユニークである。尾羽根のところを引っ張って抜くと、その抜けた穴のすぐ近くに肛門がある。そこに口をつけて、発酵してドロドロになった体液をチュウチュウと吸うのだ。鳥を発酵させているので、においはこれまた強烈だが、濃い複雑な味で、何羽か食べて（吸って）いるうちに病みつきになってしまうという人もいる。しかし私も食してみたが、ものすごく臭みが強く、味もなじめず、その上一週間は手からにおいが取れなかった。

　しかし、イヌイットの人たちにとっては、キャビアックは非常に重要な食品である。なぜなら、寒冷な風土なので作物はつくれないし、永久凍土だから、夏でも耕せない。これではビタミン不足になってしまう。

　イヌイットは長い歴史の中で生肉を食べてきた。それは、生肉にはビタミンが含まれているからだが、そのうちにアメリカやカナダの人たちとの交流が始まって、加熱した肉を食べるようになった彼らは、ビタミン不足に陥る。ご承知のように、ビタミンは熱に弱いから、熱を加えることで壊れてしまう。そこで、ビタミン豊富なキャビアックをつくり、加熱した肉と一緒に食べるようになったのである。つまり、加熱によって失われた肉のビタミン分をキャビアックで補給しているのである。キャビアックのビタミン類は、乳酸菌を主体とした発酵菌が大量につくっていくのである。

どんなに厳しい自然環境であっても、そこで獲れる生き物を食材にして栄養価の高い発酵食品をつくる人間の知恵の素晴らしさ、たくましさを証明する食べ物として、世界遺産に登録したい食品である。

酒部門　南米の「口噛《くちか》みの酒」（ボリビア、ペルー）

■唾液で糖化させる酒

世界中の国、民族には必ずといっていいほど独自の酒がつくられ、愛飲されてきた。酒も人間の知恵によってつくられた素晴らしい文化遺産なので、ここでは世界遺産に登録すべき価値ある多くの酒の中から一つだけ選んで述べることにする。それは、今に残る「口噛みの酒」である。

「口噛みの酒」とはあまり聞き覚えのない言葉かもしれないが、これは、人類が考えだした最も原始的な酒のつくり方で、穀物を口に含み、咀嚼《そしゃく》することで唾液のアミラーゼ

（糖化酵素）でぶどう糖をつくり、それを自然界の酵母で発酵させてつくる酒のことをいう。

酒にはいろいろな分類のしかたがあるが、おおむね原料と発酵の違いで分けることができる。原料が果実のような甘いものなら、ギュッと絞って置いておけば、空気中から酵母が侵入して行き、そこでアルコール発酵が起こり酒になる。しかし、穀物や植物の根や茎で酒をつくる場合は、デンプンをブドウ糖にしなければならない。これを糖化という。その糖化には大きく分けて三つの手段がある。一つは穀物に芽を出させた穀芽（たとえば麦芽）によるもの、二つ目は穀物にカビを生やして麹にし、その糖化力で糖化するもの、そしてもう一つは人間の唾液を使う口噛みの方法である。

こうしてつくられた酒が口噛みの酒で、かつては日本にも存在した。『古事記』にも記述があり、その歴史を知ることができる。日本では麹によって酒がつくられるようになってからも、神事には口噛みの酒が使われ、それを噛む役目はいずれも年若い巫女や少女（バージンであることが条件）だった。また比較的近年（昭和三〇年頃）までアイヌの人たちのお祭りや沖縄本島、トカラ列島の宝島、先島列島の石垣島や波照間島などでも口噛みの酒は続いていた。

■口噛み酒を再現

日本における近年の口噛み酒について、貴重な資料が残っている。石垣島で口噛み酒づくりに参加した宮城文さん（故人）の一九七六年の手記で、一九〇一年（明治三四）当時、九歳であった宮城さんが、この時の体験を回顧し、日本醸造協会に寄せたものである。この資料によると、ミシカミ人（本土でいう造酒童子で飯《めし》を噛む役）には歯が丈夫で健康な女性が選ばれ、塩でていねいに歯を磨き、毛髪を整えて鉢巻きを締め、清潔な白い着物にたすきがけという出立ちで作業に取りかかったそうだ。うるち米を硬めに炊いたご飯や、うるち米を水に漬け、水を切ってから一口分ずつ口の中に入れ、噛んでは壺の中に吐き、噛んでは吐きをくり返し、二～三時間も噛み続け、かなり過酷な作業であったとある。それを放置しておくと、空気中から酵母が下りてきて酒になった。

そこで実際にどのような酒ができたのか、実は私は実験したことがある。勤めていた大学の女子学生三人に蒸した米を噛んでもらい、それを唾液と一緒に大きなビーカーに吐き溜め、外に置いて自然発酵させたのである。

蒸した米を口の中で噛んでいると、だいたい四分ぐらいでヨウ素反応が消え、デンプンがブドウ糖に変わる。その方法で、一口四分ずつ噛んでもらったところ、予想以上に唾液に含まれているアミラーゼが強い力を持っていることがわかった。吐きためたものを外に置いておくと三日目までは甘い香りがしたが、四日目から発酵が始まり、酸っぱい香りがするようになった。五日目にはアルコール臭がし、一〇日目にはアルコール度数が何と九パーセントにもなった。日本のビールは四〜五パーセント、ワインが一〇〜一二パーセントだから、かなりのアルコール度数だ。

■ボリビアとペルーの「チチャ」

このような「口噛みの酒」が今日まで残っているのは、この地球上で南米のボリビアとペルーだけになってしまった。「チチャ」は南米で最もよく知られた口噛みの酒で、地域や民族によってさまざまな名前を持っている。一つ例をあげると、原料はトウモロコシ。石臼でトウモロコシを粉にし、水を少しだけ加えて練って適当な大きさの団子にする。それを口に含んで唾液をまわりにつける。日本のように噛んでドロドロにするわけではなく、団子を舌で口腔の上部に押しつけて、平らな形にして口から出す。これを天日に干して乾燥させ保存する。お酒をつくる時はこれをほぐしてトウモロコシの粉に混ぜ、水を加えて一時間ほど煮て、それを丸一日放置してから上ずみ液を壺に取り、そのまま置いておくとお酒になるのである。

他に、キヌアというアンデス原産の作物でも、キヌアを挽いた粉を口に入れて唾液で湿らせ、口の中で団子状にして、それを天日で乾燥させる。翌日、粉のキヌアと団子状にしたキヌアを鍋に入れて水を加え、三時間ほど煮る。煮た汁を土の甕《かめ》に入れて蓋をして、毛布のようなもので包んで保温。約二週間発酵させる。

現地に入って調査された国立民族学博物館の山本紀夫教授によると、キヌアの酒づくりは今はほとんど行なわれておらず、消滅しかかっているとのことである。やはり、発酵に時間と労力がかかること、そしてビールやその他の外来の酒が村にも入ってくるようになって、わざわざ自分たちでつくる必要がなくなってきたことなどがその理由であるという。

今や風前の灯火となりつつある口噛みの酒を、なんとか世界遺産の一つにして、後世にも伝えたいものである。

2、食の世界遺産——日本編

伝統食部門その1　毒はどこへ消えた？「フグの卵巣のぬか漬け」（石川県）

■猛毒フグを食する知恵

〝味覚人飛行物体〟を自認する私に、「この地球上で一番珍しい食べ物は何ですか？」という質問をする人がよくいる。そんな時、私は迷わず「石川県のフグの卵巣のぬか漬けですね」と答える。

今から三〇年以上も前の話になるが、歌舞伎役者で人間国宝の八代目・坂東三津五郎さんがフグ中毒で亡くなった。現役の人間国宝がフグを食べて中毒死したというので大事件になったが、とにかくフグの毒は怖いのでフグ調理者の免許を持った人でないと料理はできない。

確かに猛毒で、その毒はテトロドトキシンという伝説的な毒で毒薬事典によると、何と青酸カリの一八〇倍もの毒性を持っているという。だから、うっかりこんなものを食べてしまおうものなら、たちまち命を落としてしまう。

ところが、そんな怖いものまで加工して食べてしまうのが日本人で、「解毒発酵」という方法を用いて、猛毒をすっかり抜いて食べるのである。実際、石川県に行くと、土産物としてこのフグの卵巣のぬか漬けが売られている。こんな珍しい食物は世界中、どこを探しても出合うことはできない。

■〝解毒発酵〟という人類の知恵

では、いったいどんな方法で解毒をするのだろうか？　以下にその製法を簡単に説明するが、読者のみなさんは決してつくってはいけない。それはこの発酵にはさまざまなノウハウがあって、とても素人には毒抜きが出来ないからである。まず、卵巣を塩漬けし、そのまま一年ほど保存する。途中、何度か塩水を代えるそうだが、塩の浸透圧によって卵巣から水分が抜け、ギューッと小さく縮こまってくる。この段階で毒は少しは抜けるのだが、組織に付着している毒の大半は抜けずにそのまま残る。次に、米糠に少量の麹とイワシの塩蔵汁を加え、その中に卵巣を漬け込む。こうして重石をして二～三年の間、発酵・熟成させると、ぬか味噌の中の乳酸菌や酵母が卵巣の中に入って、テトロドトキシンは分解されてしまうのである。

このフグ卵巣の解毒発酵は、文献によると既に江戸時代から行なわれていて、北は佐渡ヶ島に、南は美川《みかわ》（今の白山市美川町）や能登半島付近に伝わっていたのは北前船での伝播によるものだとされている。今なら科学的に証明できることをそんなに昔から知っていた日本人の知恵は、まさに奇跡的である。やはり、日本人は昔から「無駄なものを出さない」という精神があったので「フグの卵巣って美味しそうだけど、食べたら死ぬし、どうしたら食べられるかな？」といろいろ考えた末に「糠にでも漬けてみるか」ということで始めたのではないだろうか。食に対する貪欲な好奇心とチャレンジ精神を持っていた江戸人の中には、私のような食いしん坊の人も多かったのかもしれない。しかも海産物は大好きな民族であるから、漁食民族の名誉にかけてもなんとしてもフグの卵巣の味を試してみたかったのだろう。さらに日本は当時から世界有数の漬け物王国であったので、そのメンツにかけても、なんとかあの猛毒を消して、食べてしまおうという執念に燃えたのであろう。人間なら、当たったら死ぬ鉄砲玉のフグ毒でも、発酵微生物にとっては単なる食べ物であるので、その毒を体の中に入れ、分解してしまう訳である。

さて、このフグの卵巣のぬか漬けの食べ方だが、山吹色に輝く卵巣を、少しずつ箸でほぐし、酒の肴にするのが粋な食し方だが、私は断然茶漬けが美味しいと思ってそれで楽しんでいる。丼に七分目ぐらいご飯を盛り、その上に卵巣をほぐして撒《ま》く。真っ白いご飯に美しい山吹色の粒々が眩しく光る。上から熱湯をかけてよくかき混ぜて食べると、ぬか漬けの発酵臭が鼻から押し寄せ、舌には乳酸菌の酸味がご飯の甘さと合い、そこに卵巣のうま味とコクが複雑に絡み合って絶妙である。

危険な猛毒を持つ食べ物を発酵という知恵によって克服し、しかも保存のきく珍味に仕立てたフグの卵巣への挑戦心は、食の世界遺産に登録するに最もふさわしい食べ物である。

伝統食部門その2　主食と副食が一体化したスピーディーな食事「握りずし」

■日本には二種類の寿司がある

日本を代表する料理のひとつ「寿司」は海外でも大人気だ。主食のご飯とおかずの魚を一緒にしてしまった大胆な食べ物で、その寿司には、大昔からあった「熟鮓《なれずし》」と、それに比べると新しい「早ずし」の二種類に分けることができる。ちなみに「寿司」は縁起をかついだ当て字で、正しくは熟れずしには「鮓」を、早ずしには「鮨」の字が使われる。

まず「熟鮓」は、中国や東南アジアに原形があり、奈良時代に日本に伝わったとされている。外国文化を吸収し、それを自国でつくり直して、この国の形にしてしまうのが得意な日本人は、早速、そのつくり方を取り入れて、魚とご飯を一緒に重しで圧し、乳酸菌発酵させた日本型の熟鮓を開発した。滋賀県の近江の鮒鮓《ふなずし》は有名で、ほかに紀州のサンマの熟鮓、秋田のハタハタ鮓など、郷土料理として、全国にたくさん存在する鮓である。昔は、冷蔵庫も防腐剤もなかったので、何とかして保存しなければならなかった時代の知恵で、魚をご飯と一緒に塩で発酵させると、腐敗菌が来なくなるだけでなく、大変美味しくなる。また発酵すればアミノ酸が増え、加熱しないで生で食べるのでビタミンも豊富。栄養価も高くなるので、理想的な保存方法だったわけである。

■早ずしの登場

この熟鮓に対して登場したのが「早ずし」だった。その代表例が富山の「マスずし」である。マスを解体して三枚におろし、きれいな切り身に塩をかけて二時間ほど置いたら、米酢などでよく洗っておく。曲げ物の底に笹の葉を敷きつめ、切り身をすき間ができないように置き、その上に冷やした酢飯を詰め、底に敷いた笹を折り曲げて蓋をする。その上に重石をのせて数時間、発酵させて出来上がりだ。

これと同じような早ずしは京都の「サバずし」や全国各地にみられる「鮎の押しずし」、「鮭ずし」など、一連の押しずしとして登場してきた。一六〇〇年代はじめ頃（慶長年間）に、上方（関西）で生まれたものである。

この酢飯の登場で、すしの進化は一気に加速する。酢飯の上に具材を盛り、海苔をかけた「五目ずし」や「ちらしずし」、すのこの上に酢飯をのせて、かんぴょうやそぼろを海苔で巻いた「巻きずし」、味つけした油揚げに酢飯を詰めた「稲荷ずし」など、すしはどんどん簡便化、スピード化の方向に進んでいった。

そして、江戸時代の後期、文政から天保年間（一八〇〇年代前半）になると、ついに「江戸前ずし」つまり、「握りずし」が登場する。

酢飯の上に生きのいい刺身をのせて出すと、客はそれをパッと手づかみでパクリと食べる。これはうまい上に江戸っ子気質の粋さがあって、とにかく江戸人にピッタリだったのが握りずしだった。

その当時の江戸には、日本橋に大きな魚河岸があって、江戸前の魚を獲ってきて、大きな生簀《いけす》に入れていた。その生簀の数がものすごく多くて、鯛だ、ヒラメだ、カレイだ、穴子といって、その生簀で泳がせていた。当時の江戸の人たちは生きている魚、生きのいい魚を食べていた。だから、江戸の人たちの味覚と食文化は想像以上に研ぎ澄まされていたと思う。それに加えて日本にはワサビがあった。

この握りずしを世界遺産に推薦するのは、主食の米（ご飯）を丸めて、そこに新鮮な魚をのせて食べるだけで、炭水化物とタンパク質、脂肪、ビタミン、ミネラルなどの栄養素がすべて一つで摂れるという料理は、他の国にはほとんどないからである。

さらに、目の前で職人がすしを握って、客の前に「どうぞ」と出す食法も世界には類例がない。アジアの屋台料理をのぞいてみても、どこの国でも台所は別にあって、そこでつくられたものを客の前に運んでくる。つまり、舞台裏は見せない。しかし、客の前で握り、客はそれをすぐさま口に運ぶ。そういう対面式で食べるというスピード感と、粋な空間。そういうスタイルがとても珍しいのである。また、野趣あふれる新鮮な魚を、熟鮓のような独特なにおいもなく主食のように味わえる。そんな早ずしの代表格「握りずし」が今や、日本だけでなく、世界中で愛されていることも大いに評価できる。今や世界中で「回転寿司」の看板が目につくようになった握りずしを、食の世界遺産に登録するのは、当然のことである。

酒部門　灰を入れた日本酒「灰持酒」(島根県、熊本県、鹿児島県)

■ 灰を入れたお酒

日本では途絶えてしまった「口噛み酒」を世界編で紹介したので、他国には見られない日本の珍しい酒も紹介しておこう。それは「灰持酒《あくもちざけ》」である。

灰持酒とはその名の通り、日本酒に木灰《もくはい》を入れたものである。日本の家庭には囲炉裏や竈《かまど》、風呂などがあったが、そこでは木を燃やすので、灰は必ずあった。日本人はこの灰をとても上手に使ってきた民族で、灰持酒もその中のひとつといえるものである。

この灰持酒の歴史は大変に古く、すでに奈良時代からあって、それが平安時代の上流階級で嗜まれるようになり、現在では島根県の「地伝酒《じでんしゅ》」、熊本県の「赤酒《あかざけ》」、鹿児島県の「地酒《じしゅ》」として三つの地域に残っている。ただ、三県にまたがるこの酒は、伝播したというよりはそれぞれ別個に誕生し、発達したもので、つくり方も少しずつ異なる。

共通している点は「灰を加えていること」で、「なぜ、灰なんか加えるの?」と思われるだろうが、理由はしごく簡単。まず腐りにくくなるからだ。

近世になってから、日本酒に防腐剤としてサリチル酸を入れるようになったが（現在は禁止されている）、それまでは当然、防腐剤などないのでアルカリ性の灰を入れることで、腐敗菌の侵入を防いだ。

現在は日本酒づくりの技術が進み、何も添加せずとも酒は長期間保存できるが、昔は酒が腐ってくると酸っぱくなって、飲めなくなった。そのため、どうしても腐りにくくする必要があった。灰はアルカリ性で主成分はカリウムである。それが水に混じるとKOHという防腐効果のある成分になるので酒が保存できる。

昔、薬のないところでは、手を切ったりすると、化膿しないように囲炉裏から灰を持ってきて傷口に塗り、それで化膿を防いで治した。また、ジャガイモを植える時、灰を使うことをご存じだろうか？　種イモを切って、それを土に埋める時に、切り口に灰をベタベタつけるのである。そうすると、土壌の中の微生物が寄って来ても灰がそれを阻止するので、ジャガイモを腐らせずに済み、元気に芽を出させることができるのである。

■ 料理酒として存在し続ける

また、灰を入れた灰持酒を、料理に使うと、非常に特徴のある味を出すことができる。そのため、島根県でも熊本県でも鹿児島県でも、この酒をつくっている会社は今でもほとんど料理用の酒として出荷している。中でも島根県出雲地方の「地伝酒」はトロリとした粘度のある酒で、アルコール度数は一〇〜一五度、糖分が一五パーセントもある甘味の強い酒で、かまぼこの味つけにもよく使われていた。そのため「松江の蒲鉾酒くさい」と歌にも歌われて親しまれていたのである。この地伝酒は昭和のはじめ頃、一度姿を消してしまったが、平成になってから、地元の酒造関係者たちの努力で復活し、今日に至っている。

熊本県の「赤酒」は、原料に糯米《もちごめ》、うるち米、麹の他に、大麦、麦芽も加えたもので、この酒のように、日本の酒文化の特徴である麹と、西洋の特徴である麦芽の両方を、一つの器の中で発酵させるというのは大変珍しい。

鹿児島県の「地酒」は、添、仲、留の三段仕込みを行ない、一ヵ月ほど発酵させた後に、鹿児島らしく焼酎と灰を加えて搾り、濾過する。地伝酒や赤酒と違い、少し清酒風の酒だが、やはり甘みが強いお酒に仕上がっている。

■日本酒が赤くなる?

紅茶にレモンを入れると、紅茶の色は少し薄くなる。レモンは酸っぱくて、酸性の果物だからそれが加わると色が退色するのである。ところが、逆にアルカリ性の食品を入れると、色は濃くなり、色は赤色を帯びてくるという特徴がある。

実はここに、灰持酒のもうひとつの目的があるのだ。つまりアルカリ性の灰を入れると、その日本酒は赤くなる。そのため、熊本県では「肥後の赤酒」といって、赤いということで、正月や婚礼などのめでたい席の酒として用いられてきた。さらに灰によって加わった金属イオンが特有の後味として口の中に残り、酒の味を別の角度から楽しませてくれるのである。

このように、日本酒に灰を入れて灰持酒にしてきたのは、防腐、着色、味という三つの役割を持たせたからで、草木を燃やしたあとの灰を入れるというこのような酒は、日本以外の地球上には存在しない。その目的が非常に理に叶っていて、さらに歴史も古く、今日ではもう三つの地方にしか伝承されていないことを考えると、食の世界遺産として登録するには充分の価値と資格を有している。

東北うまいもの・ひと口紀行……福島県

〈特色〉三つの国の食文化が混在

東北六県の最後を飾るのは、私の故郷・福島県です。福島県には昔、磐城国《いわきのくに》、岩代国《いわしろのくに》、会津国《あいづのくに》と三つの国がありました。その三つが一つになってできたのが福島県なので、気候も文化も風土も違います。現在「浜通り」と言われるのは福島県の東部、太平洋と阿武隈高地に挟まれたエリアで、今回の大震災と大津波、原発事故の被害で大変なことになっているところです。ここは昔から海産物が豊富なので、海洋食文化圏です。

阿武隈高地と奥羽山脈に挟まれた一帯は「中通り」といいます。そして、奥羽山脈と越後の山々に挟まれたのが「会津」です。それぞれを他県の人が見ると、その気質が違うことに気づくといいます。ですから、なかなか一口で語ることができません。

大雑把にこの県の食を語るとすれば、海洋食文化と、米と大豆と漬物を中心にした内陸の食文化が混じり入っている県ということができるでしょう。

●シンプルなお茶請け「いかにんじん」

今、福島県の代表的な郷土料理として注目されているのが「いかにんじん」です。つくり方はとても簡単で、醤油と日本酒、味醂《みりん》、砂糖、だし汁を合わせたつけ汁に、千切りにした人参とイカを入れておくだけです。ただし、イカといっても、生のイカではなく、スルメです。スルメを人参と同じように千切りにして、そのつけ汁につけておきますと、スルメはつけ汁を吸って、まさにスルメのうま味がつけ汁のうま味に加わり、さらに人参の甘みも入ってきて、とても美味しい浅漬けになるのです。これは保存食なので、たとえば、誰かお客さんが来た時に、いかにんじんをお皿に取って「どうぞ」と言ってお茶請けにするんですね。スルメは堅いですが、だし汁を吸っているので潤んでやわらかくなっています。食べるとシコシコして、スルメのうま味だけじゃなく、だし汁の酒や味醂、砂糖の甘みも出てくる。人参もスルメも役者がいいから、互いにうま味を吸い合って美味しくなるのです。

栄養学的に見ても、スルメはタンパク質、人参は繊維質が多く、ビタミンCが豊富なので、この組みあわせはとてもバランスが取れています。とくに人参は、加熱していませんから、ビタミ

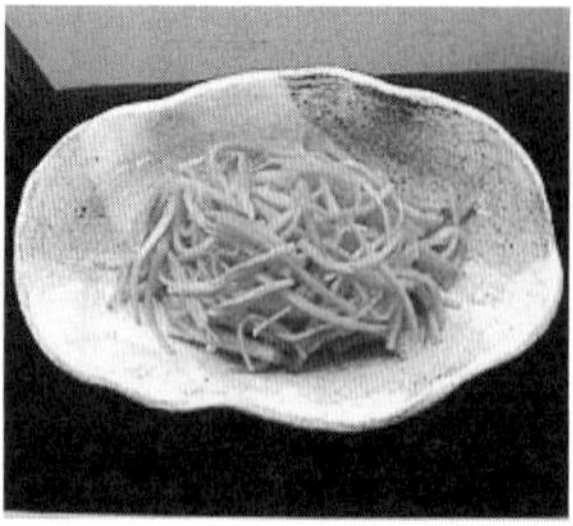

正月には欠かせない
「いかにんじん」
（写真：福島市提供）

ンが破壊されることなくそのまま残り、とても体にいいのです。

私はこのいかにんじんが大好きで、故郷に帰ると、まずいかにんじんを食べます。福島県の人たちはほとんどがそうです。スルメと人参というのは、ちょっとミスマッチではないかと言う人もいますが、そんなことはなく、とてもユニークな郷土料理なのですよ。

●タンパク質の宝庫「凍み豆腐」

「凍《し》み豆腐」とは、木綿豆腐を薄く切って、それを冬の寒い夜、外にさらして凍らせ、水分を抜いた豆腐のことです。関西のほうでは「高野豆腐」ともいいますね。

阿武隈山脈付近、三春町や田村市あたりは、一番寒いところで冬はマイナス一〇度ぐらいまで気温が下がります。あのあたりの山の中の農家が豆腐を買ってきて、それを薄く切って夜空にさらします。すると寒さで水分が凍ってしまいます。凍るので、その水分が取れてパサパサになる。これを何回かくり返します。そして堅くなった豆腐を一枚一枚稲藁に結んで、軒下に吊しておくのです。吊したままさらに一ヵ月おくと凍み豆腐になります。つくるのには時間がかかりますが、凍み豆腐は三年ぐらいはまったく変わりなく、保存食品として重宝できます。

豆腐は大豆でできていますから、冬のタンパク質不足を補うためには、格好の食材になるんですね。福島県の山の中は寒いのであまり外出できません。雪も積もります。転んでケガをする心配もあります。ですから、冬はほとんど家の中にいて、よく凍み豆腐を食べます。

凍み豆腐はタンパク質が豊富で、おそらくこの地球上で一番栄養がある食品ではないかと思います。なぜなら、牛肉のタンパク質が平均一七〜一八パーセントであるのに対し、凍み豆腐はなんと五二パーセントもあるのです。畑の肉である大豆を原料にしているからなんですね。大豆を豆腐にして、さらに今度は自然の力で脱水して干すので、水分は飛んで、栄養成分だけがぎゅっと凝縮されているわけです。

タンパク質だけではありません。凍み豆腐はミネラルも豊富で、カリウムが圧倒的に多く、鉄分、カルシウムもたくさん含まれています。

これは意外に知られていないのですが、日本人宇宙飛行士が宇宙に持っていった一番最初の栄養源は凍み豆腐だと言われています。とにかく軽く、一枚数グラムで厚い紙みたいなものですが、

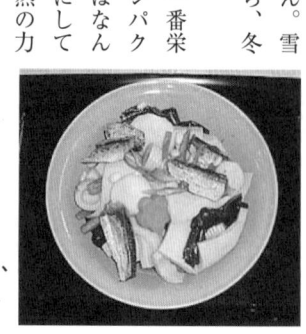

凍み豆腐を使った、
旧端午の節句料理
（写真：福島市提供）

その中に栄養成分が詰まっているのですから、宇宙に持っていくにはちょうどいいですね。

では、凍み豆腐はどういうふうにして食べるかといいますと、ほとんど煮つけにします。里芋と人参と凍み豆腐の煮つけを福島県では「煮しめ」といいます。

私流の食べ方は、醤油を三倍ぐらいに薄めて、そこに凍み豆腐を漬けておけば、醤油を吸って、五分で食べられます。一番いいのは市販のめんつゆを使うことで、めんつゆを三倍ぐらいに薄めておいて、そこに凍み豆腐を五、六枚、ぽんと入れておくと、めんつゆを吸ってそのまますぐに食べられます。

冬が厳しい東北らしく、凍み豆腐は大豆食いの日本人の豊かな知恵によって生まれた、素晴らしいタンパク供給源だと思います。

あとがきにかえて――「食」を日本復興の足掛かりとして

二〇一一年三月一一日、日本を未曾有の大災害が襲った。日本は大混乱に陥り、なかでも特に人々を激しい不安におとしいれたのは、食べ物のことであった。震災地だけでなく、首都圏でも町のスーパーやコンビニエンスストアから物が消えた。これから日本はどうなるのだろう。将来に対して大きな危惧を抱いた人は数多くいたことだろう。

本書でも何度か触れたが、食料の問題は近年日本が抱える最も大きな問題のひとつである。食料自給率はカロリーベースで三〇パーセント台に陥っている。疲弊する農業生産の現場、後継者不足、耕作放棄農地の増加など、明るい兆しがなかなか見いだせない。

国際社会において食料は重要な「外交カード」でもある。つまり食料をもたない国は外交力も弱くなるのだ。また近年の地球規模の異常気象や家畜の伝染病の蔓延などにより、食料生産地は大きな打撃を受けてきた。食料供給を他国に頼ることで、それぞれの地域の事情が日本人の胃袋を直撃することになる。また食の安全も脅かされるであろう。

世界に名だたる長寿国である日本だが、戦後、食の欧米化が進み、生活習慣病やガンが急増し、決してその地位は安泰ではない。日本人には数千年という長い歳月をかけて民族固有の遺伝子が育まれてきたが、戦後のわずか六十数年という期間で急激に食生活が変わった結果、心身ともに疲弊をきたす人が多くなっているように思えてならない。

そこに起こったのが、今回の大震災である。日本は過去、大きな災害にいくどとなく遭遇してきた。その都度人々は立ち上がり、力強く国を建て直してきた。この未曾有の惨状を前に、いかなる再建の道があるだろうか。

どんなときでも決して欠かせないのが「食」である。東北地方は、私の故郷の地でもあるが、そこには日本人の食生活や食文化を支えてきた原点があった。われわれ日本人が長年にわたって食べ続けてきた和食は、栄養面において万能の力をもっていることは本書でも述べてきたとおりであるが、さらには先人たちの素晴らしき知恵がこめられた、日本の貴重な文化そのものである。いま、日本の食が危機的状況にある。改めて国民的財産ともいえる和食に目を向け、食を通じて何をすべきか。それを本書から読みとり、実践されれば本書の役割は充分であろう。

二〇一一年一〇月　　　　　　　　　　小泉　武夫

小泉武夫（こいずみ　たけお）

一九四三年、福島県の酒造家に生まれる。東京農業大学名誉教授。現在は鹿児島大学、琉球大学、広島大学などの客員教授も務めている。農学博士。専攻は発酵学、食文化論。文筆家としても活躍中。世界各国を訪れその地の珍味や奇食を味わう「食の冒険家」でもある。『食あれば楽あり』（日本経済新聞社）、『食と日本人の知恵』（岩波現代文庫）、『発酵食品礼讃』（文春新書）など。単著は一一六冊を数える。

すごい和食

二〇一一年十一月二〇日　初版第一刷発行
二〇一六年　六　月　五　日　初版第三刷発行

著者◎小泉武夫

装幀フォーマット◎坂川事務所
発行者◎栗原武夫
発行所◎KKベストセラーズ
東京都豊島区南大塚二丁目二九番七号　〒170-8457
電話　03-5976-9121（代表）

印刷所◎錦明印刷株式会社
製本所◎ナショナル製本協同組合
DTP◎株式会社オノ・エーワン

ISBN978-4-584-12350-8　C0295

ベスト新書
350